Dʳ Maurice TROCHÉ
MÉDECIN STAGIAIRE AU VAL-DE-GRACE

DES

HÉMATOCÈLES

THYROÏDIENNES

IMP. WALTENER & Cⁱᵉ, LYON
3, Rue Stella, 3

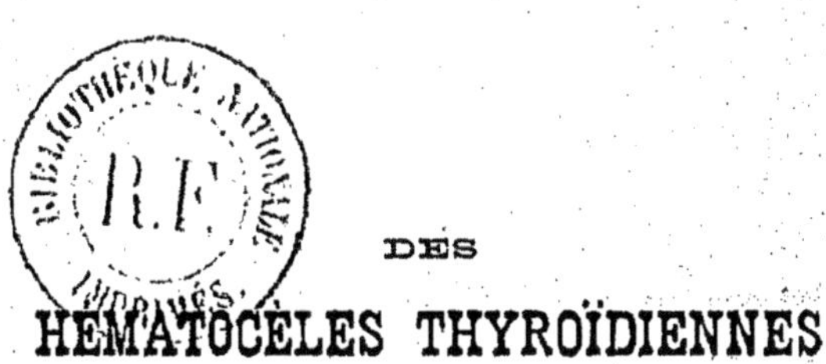

DES

HÉMATOCÈLES THYROÏDIENNES

DES

HÉMATOCÈLES THYROÏDIENNES

PAR LE

Dr Maurice TROCHÉ

MÉDECIN STAGIAIRE AU VAL-DE-GRACE

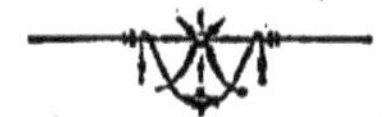

LYON

Imprimerie WALTENER & Cie

3, Rue Stella, 3

—

1905

A MA GRAND'MÈRE

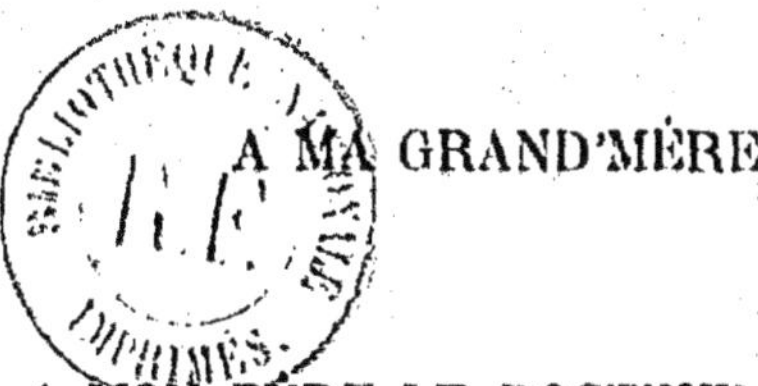

A MON PÈRE LE DOCTEUR TROCHÉ

Médecin-major de 1" classe
Chevalier de la Légion d'honneur

A MA MÈRE

A MON FRÈRE

A MON ONCLE LE GÉNÉRAL DIDIO

Officier de la Légion d'honneur

A MES PARENTS

A CEUX DE MES CAMARADES QUI FURENT MES AMIS

A MON PRÉSIDENT DE THÈSE

MONSIEUR LE PROFESSEUR SOULIER

Professeur de Thérapeutique à la Faculté de Médecine de Lyon
Médecin honoraire des Hôpitaux

A MONSIEUR LE PROFESSEUR PONCET

A M. LE PROFESSEUR AGRÉGÉ SAMBUC

INTRODUCTION

Au mois de juin dernier, entrait dans le service de
M. le professeur Poncet, une malade atteinte d'une
tumeur thyroïdienne, qui, en quelques jours, avait
brusquement augmenté de volume et occasionné des
accidents de compression du côté de la trachée et du
récurrent.

L'accroissement très rapide et les symptômes spéciaux qu'avait provoqués cette tumeur firent penser à
un goître kystique dans lequel il s'était produit spontanément une hémorragie assez abondante, à une hématocèle thyroïdienne.

La fréquence relativement assez grande des épanchements sanguins intra-kystique, le caractère spécial
de leur évolution, les symptômes souvent graves, et
même quelquefois mortels qu'ils ont provoqués méri-
taient d'attirer l'attention.

Nous n'avons point dans ce modeste travail la
prétention d'élucider définitivement la question complexe que nous abordons, ce qui demanderait une
compétence que nous ne pouvons avoir. Nous avons

essayé en nous entourant de conseils éclairés, d'apporter une série de documents, pouvant servir à d'autres auteurs pour résoudre les problèmes ardus qui obscurcissent encore l'étude de la pathogénie et de l'anatomie pathologique des hématocèles thyroïdiennes. Nous avons cherché avant tout dans notre thèse à réunir des faits observés par nos Maîtres de l'Ecole lyonnaise et à les condenser en un travail d'ensemble.

Cinq chapitres composent notre thèse :

Après un court exposé historique de la question, dans le chapitre I, nous étudierons l'anatomie pathologique des hématocèles thyroïdiennes proprement dites, laissant de côté les hémorragies interstitielles et les apoplexies thyroïdiennes des anciens auteurs. Nous nous arrêterons spécialement à la description du contenu et de la structure intime, macroscopique et miscroscopique de la poche kystique, après avoir donné un aperçu succinct des modifications des vaisseaux dans le goitre.

Le chapitre II sera consacré à l'étiologie et à la pathogénie de l'affection ; nous y exposerons rapidement le rôle capital des végétations intra-kystiques, des traumatismes et des congestions, et nous chercherons à nous rendre compte du mécanisme de ces hémorragies.

Dans le chapitre III nous passerons en revue les différents symptômes communs à toutes les tumeurs thyroïdiennes, et particulièrement aux hématocèles, suivant leurs formes cliniques.

Le chapitre IV traitera du diagnostic, point qui est de la plus haute importance pour le chirurgien ; nous essayerons d'y exposer les caractères qui peuvent différencier les hématocèles thyroïdiennes, des autres affections de cet organe, thyroïdites, cancer.

Enfin dans le chapitre V nous ferons un court exposé des différentes méthodes thérapeutiques, employées autrefois et de nos jours ; nous les comparerons entre elles, et nous montrerons que seules les énucléations intra-glandulaire ou massive guérissent d'une façon radicale les hématocèles thyroïdiennes.

Nous rendrons ensuite compte d'un certain nombre d'observations recueillies dans la littérature médicale et surtout à la clinique de M. le professeur A. Poncet.

M. le professeur Poncet a bien voulu nous indiquer notre sujet de thèse, et avec sa bienveillance habituelle il a facilité notre tâche. Nous le prions de vouloir bien agréer nos très sincères remerciements.

Nous avons trouvé dans la bienveillance de M. le professeur Sambuc un grand soutien durant notre vie d'École, nous l'assurons ici de notre plus vive reconnaissance.

M. le professeur Bérard et M. le Docteur Delore voulurent bien nous aider de leurs conseils, et nous donner les renseignements nécessaires pour mener à bien notre travail ; qu'ils veuillent bien agréer nos remerciements empressés.

M. le professeur Soulier nous fait aujourd'hui le très grand honneur de présider notre thèse, nous lui en sommes profondément reconnaissant.

HISTORIQUE

Le goître fut surtout bien étudié cliniquement depuis la fin du xviiie siècle, mais ce n'est guère que depuis le commencement du xixe que furent commencées des recherches anatomo-pathologiques, qui amenèrent la découverte, dans les goîtres kystiques, d'un contenu séreux, séro-sanguin et même quelquefois exclusivement sanguin.

Les premiers auteurs ne signalent pas l'hématocèle thyroïdienne, cependant on en retrouve çà et là, quelques cas douteux.

Maunoir de Genève fut le premier qui en 1825 publia sur l'hydrocèle du cou un mémoire dans lequel il entrevoit l'existence d'épanchements sanguins dans les tumeurs kystiques de cette région.

Deux années· plus tard, en 1827, Cassan, dans les *Archives générales de médecine*, rapporte le cas d'une tumeur thyroïdienne dont le début brusque et l'allure spéciale l'avaient frappé. « Il se produit quelquefois, dit-il, dans notre économie, des lésions dont il serait bien difficile de donner une explication, témoin le fait que je vous rapporte : Mademoiselle Louiset fait un effort violent pour porter un poids de 40 livres ; dans les 24 heures, il se manifeste un gonflement considérable, dur, indolent de la partie gauche du corps thyroïde, qui a subsisté depuis. » Nous verrons par la suite que seule une hémorragie intra-kystique pouvait provoquer ces symptômes.

Dupuytren en 1839 cite le cas d'un kyste dont le contenu était hématique, et qui compliquait un cancer de la thyroïde, il remarque de plus que la surface interne de certains kystes peut fournir des hémorragies, mais ces faits, à son dire, sont assez rares.

Quelques années plus tard, en 1848, dans un « *mémoire sur le goitre kystique* » Gallois, en étudiant l'anatomie pathologique de cette lésion, dit y avoir trouvé quelquefois non plus un contenu séreux ou colloïde, mais un liquide hématique ou séro-hématique, et il publie même une observation ; « en coupant la paroi, on y distingue de dehors en dedans, une couche fibreuse constituant l'enveloppe propre du kyste, une couche formée par des caillots sanguins, et enfin dans la cavité un liquide couleur chocolat, qui s'est écoulé au moment de la division. En résumé on trouve dans les kystes un liquide extrêmement variable comme couleur et comme propriétés, tantôt transparent, clair, séreux, jaune, roussâtre, brun, couleur lie de vin, sanguinolent. » Gallois se bornait seulement à constater, mais ne cherchait pas encore à expliquer.

Ce n'est qu'en 1852, que les auteurs commencèrent à s'occuper des hémorragies intra-kystiques d'une façon sérieuse. Michaux de Louvain, dans le « *Bulletin de l'Académie de médecine de Belgique* », publie une note sur l'hématocèle ou les kystes sanguins du cou; nous y trouvons trois observations de tumeurs sanguines thyroïdiennes, traitées par la ponction, récidivées, puis enfin extirpées, dont une rentre absolument dans le cadre des hématocèles thyroïdiennes : « En analysant les symptômes de ces tumeurs, on voyait qu'elles n'étaient ni anévrysmatiques, ni érectiles, ce n'était point non plus un goitre vasculaire car on n'y entendait aucun souffle, aucun bruit, de plus elles n'étaient le siège d'aucun battement : on avait donc à faire à des tumeurs spéciales. Il doit donc exister au cou des kystes contenant du sang, émanant le plus souvent de la glande thyroïde, que je propose de désigner sous le nom d'hématocèle et qui doivent être distingués des anévrysmes, des tumeurs érectiles, du goitre vasculaire et du fongus hématode. »

Dans son « *Traité de Pathologie Chirurgicale* » Nélaton donne une description très complète des kystes du corps thyroïde. Leur paroi, dit-il, se compose d'une lame externe fibreuse, et d'une lame interne séreuse plus ou moins épaisse, dans certains cas cette dernière est tomenteuse et se trouve recouverte de plaques fibrineuses qui flottent dans un liquide souvent de couleur foncée (chocolat, café au lait, lie de vin).

Morétin dans sa thèse de 1854 rapporte un cas de goitre développé brusquement au cours d'un accouchement.

Cruveilhier rapporte, en 1856, l'histoire d'un sujet

adulte chez qui la glande thyroïde était représentée
par des kystes sanguins. La section du lobe droit a
montré qu'il était exclusivement constitué par une
coque épaisse, résistante, remplie de sang noir coagulé,
d'une inégale densité, disposé par plans en couches
concentriques.

Le kyste proprement dit était très épais, on pouvait
le diviser très nettement en deux couches bien différentes, dont l'une externe était fibreuse, l'autre interne,
séreuse.

Quelques années plus tard, Cochu, en 1862, publia
dans la *Gazette médicale* une observation de kyste
hémorragique.

Mollière, tout en rapportant quelques cas d'hématocèles thyroïdiennes, dit que ces kystes ne sont pas
justiciables des méthodes curatives employées pour
les autres variétés. Sans préconiser un traitement
nouveau, il eut en somme le mérite de voir que pour
ces kystes à pathogénie et à évolution spéciale, il était
nécessaire d'user d'une thérapeutique également spéciale.

Peut, en 1884, fait sur kystes hématiques de la
glande thyroïde, une thèse où il met assez complètement la question au point. Mais la théorie pathogé-
nique qu'il donne, ainsi que le traitement qu'il préconise, sont très en retard sur les recherches anatomo-
pathologiques, et les progrès de la chirurgie moderne.
Nous le citerons cependant en plusieurs endroits, car
il a mis en lumière certains points de symptomatologie
et de diagnostic qui avant lui étaient restés dans
l'ombre.

Il nous faut ensuite arriver à l'année 1896 pour trouver une étude anatomo-pathologique sérieuse faite par Mermet dans le *Bulletin de la Société anatomique de Paris* en 1896.

Depuis, tous les auteurs ont signalé les hématocèles thyroïdiennes, mais à titre de complication du goitre kystique, et aucun d'eux n'a fait sur cette question un travail d'ensemble destiné à en fixer autant que possible, l'anatomiepathologique, la pathogénie, les symptômes, le diagnostic.

CHAPITRE PREMIER

Anatomie Pathologique

Avant d'entrer dans les détails de la structure intime des kystes hémorragiques proprement dits, il nous paraît bon de rappeler en quelques mots les modifications apportées à la vascularisation de la glande thyroïde par le développement dans son parenchyme d'une ou plusieurs tumeurs kystiques.

Outre la congestion générale il y a parallèlement à la prolifération cellulaire, néoformation de vaisseaux du type embryonnaire, c'est-à-dire dont la paroi n'est formée que d'un simple endothélium. Ces vaisseaux constituent des capillaires très nombreux et très enchevêtrés et de nombreuses lacunes de forme ampullaire : c'est un chevelu épais et sans ordre. Il est facile de comprendre que cette friabilité et cette disposition des vaisseaux néoformés prédisposent naturellement aux ruptures, et que sous l'influence d'une augmentation de la pression sanguine, quelque soit sa cause, une hémorragie interstitielle ou intra-kystique pourra se produire. Horn, qui étudia avec soin des corps thyroïdes goitreux, découvrit une dégénérescence hyaline des vaisseaux, et dans leur lumière des bourgeons endothéliaux tendant à l'obstruer; il y aurait même constaté la présence de substance colloïde. Nous citons à titre documentaire l'opinion de Horn, que nous n'avons pu contrôler. Nous ne nous attarderons pas à décrire les différentes variétés d'adénomes thyroïdiens que l'on peut rencontrer, puisqu'elles sont indiquées dans tous les ouvrages classiques. Les kystes thyroïdiens peuvent envahir la glande partiellement ou en totalité, ils peuvent exister dans les lobes latéraux, dans l'isthme et même dans les thyroïdes accessoires : en un mot, ils n'ont pas de siège de prédilection et par suite, on pourra trouver les hématocèles thyroïdiennes dans toutes les parties de la glande. Selon qu'elles siègeront dans l'isthme ou dans les lobes latéraux, elles produiront des déformations du cou différentes : soit augmentation de volume médiane, soit saillie droite ou gauche avec soulèvement des sterno-cleido-mastoïdiens.

Les kystes peuvent être uniques ou multiples, uniloculaires ou pluriloculaires, mais ordinairement il y en a un qui finit par l'emporter sur les autres par son volume.

La tumeur ronde à son origine devient irrégulière et bosselée dans les anciens kystes; quand son volume augmente, elle fait saillie hors de la glande, aussi comprend-on qu'elle puisse acquérir un volume considérable sans déterminer de troubles graves de compression.

Le contenu des kystes hémorragiques que nous
étudierons spécialement dans ce travail, devrait être
du sang. Le plus souvent il en est ainsi, mais la consistance et l'aspect sont variables. Parfois, c'est une
masse homogène très fluide ou visqueuse, albumineuse,
pailletée de choléstérine provenant de la transformation de cellules qui ont subi la dégénérescence grais-
seuse. Sa couleur est dans certains cas lie de vin,
chocolat, noirâtre; il n'est pas rare de trouver du sang
pur, noir ou rutilant, semblable au sang artériel où
surnagent des flacons fibrineux rouges ou gris, pleins
d'hématies ou de leucocytes. Le liquide est coagulable
par la chaleur et présente d'après Hoppe-Seyler, les
réactions de la paralbumine.

Le microscope y montre des globules sanguins plus
ou moins altérés et en voie de regression, et des cellules épithéliales analogues à celles qui tapissent la
poche intérieurement. On a noté à l'intérieur de
certaines de ces tumeurs, la présence de véritables calculs et Gosselin dans ses « *cliniques de
la Charité* », dit avoir retiré sept de ses calculs,
gros comme un pois, d'un kyste hématique thyroïdien.

Quant à la poche, elle est formée de parois tantôt
minces, tantôt épaisses et fibreuses. Certains auteurs
ont voulu retrouver nettement dans la paroi kystique
deux feuillets l'un fibreux, épais l'autre mince séreux.
Il est bien en effet des cas confirmés par l'examen microscopique où la paroi est en réalité formée de deux
feuillets. Cruveilhier le premier a décrit des faits de
ce genre et montré que dans certains kystes hématiques, la face interne de la paroi était recouverte

d'une fausse membrane que l'on pouvait détacher facilement du feuillet externe sur une étendue assez large.
Cette fausse membrane était formée d'une substance
amorphe contenant quelques fibres élastiques, et de
coagulations fibrineuses, enserrant des globules plus
ou moins déformés et parcourues par un grand nombre de vaisseaux de nouvelle formation, à parois
extrêmement fragiles et à calibre supérieur à celui des
capillaires normaux. Peut, en 1884, décrit un feuillet
fibreux et un feuillet séreux nettement différenciable.

Des examens anatomo-pathologiques pratiqués par
Mermet et de l'étude des préparations d'une hématocèle typique opérée en juillet et que nous rapportons
dans l'observation XVII, il ressort qu'on peut admettre
un feuillet externe fibreux adhérent plus ou moins au
tissu thyroïdien sain, et un autre d'abord épithélial puis
plus tard épithélial et hématique. Il est possible d'admettre entre ces deux points extrêmes plusieurs
formes, ce qui prouve qu'il y a des divisions et des
sous-chapitres à l'histoire de ces kystes hématiques
de la thyroïde. La structure épithéliale du feuillet
interne formé dans sa plus grande étendue de
végétations de follicules thyroïdiens normaux, vient
à l'appui de l'opinion de Müller, Beck, Rokistansky.
Quant au feuillet externe, tous les auteurs sont
d'accord pour admettre qu'il est formé d'une sorte
de membrane fibreuse dense, contenant des vaisseaux sanguins très dilatés et semblant se con-
tinuer sans démarcation avec le stroma conjonctif de
la thyroïde.

Suivant que l'hématocèle est plus ou moins ancienne,

l'épaisseur de la poche varie considérablement. Au début, elle peut avoir un ou deux millimètres avec quelques végétations et débris fibrineux qui donnent à sa face interne un aspect tomenteux.

Plus tard, par suite des hémorragies nouvelles, de la prolifération cellulaire et de l'organisation les caillots, la paroi augmente, atteint 2 et même 3 et 4 millimètres d'épaisseur, sa souplesse diminue et les caillots continuent à s'organiser, parcourus par des vaisseaux nombreux et fragiles. Enfin elle peut arriver à une épaisseur considérable jusqu'à 1 centimètre. Alors apparaissent des strates superficielles et fibreuses, les vaisseaux deviennent moins nombreux et l'on voit alors souvent apparaître des concrétions calcaires.

Structure microscopique. — Au microscope, les deux couches que nous avons signalées plus haut se retrouvent assez régulièrement disposées, nettement visibles dans la plus grande étendue de la tumeur.

A un faible grossissement, on distingue que la couche interne de la paroi kystique épaisse de 1 à 3 millimètres est formée de tissu glandulaire plus ou moins modifié. On y voit une foule d'aréoles distribuées sans ordre avec la fantaisie la plus complète, qui sont de dimensions très variables, les unes ont à peine quelques μ, les autres plus grandes sont visibles à l'œil nu ; elles sont aussi de formes variables, les unes circulaires correspondent évidemment à des vésicules sphéroïdales, les autres polydériques sont plutôt moins nombreuses. Il est à remarquer que généralement leur volume diminue à mesure que l'on s'approche de la surface interne de la poche ; en ce point même

les vésicules tendent à se fusionner. Entre ces vésicules,
il existe une mince couche de tissu conjonctif qui
est surtout abondante au niveau des vaisseaux
autour desquels, il forme comme une doublure résistante. C'est dans cette couche interne qu'apparaissent
les vaisseaux sanguins très développés ; on voit ram-
pant à la surface de celle-ci de véritables réseaux vasculaires dont les uns sont enclavés entre des follicules
thyroïdiens et les autres à peine recouverts par
quelques cellules, baignant presque dans la cavité
kystique.

Cette disposition de la paroi interne que nous venons
de décrire est la structure qu'elle offre dans la plus
grande partie du kyste, surtout dans celle qui paraît
mamelonnée. Dans les points où la surface interne
est lisse l'examen microscopique montre que le tissu
conjonctif a pris le dessus et étouffe en quelque sorte
les vésicules thyroïdiennes. La couche interne se trouve
formée de fibrilles conjonctives qui s'entrecroisent
dans tous les sens et dans tous les plans et enserrent
dans leurs mailles des globules sanguins plus ou moins
altérés et des cellules épithéliales en voie de dégénérescence. Les vaisseaux tout à l'heure si nombreux se font plus rares ; par contre on trouve
souvent entre les fibres connectives de petites
hémorragies interstitielles en nappe d'ancienneté
variable.

Dans d'autres endroits la couche interne de la paroi
du kyste présente une structure mixte c'est-à-dire que
le tissu glandulaire et le stroma conjonctif y sont à peu
près d'égale quantité, mais néanmoins on retrouve

toujours les coagulations de fibrine et les globules en voie de dégénérescence qui sont en quelque sorte la signature de l'hémorragie intra kystique.

La couche externe a une structure beaucoup moins complexe et par le microscope on se rend parfaitement compte de sa structure fibrillaire. Son épaisseur est variable suivant l'ancienneté de l'hémorragie. Les faisceaux conjonctifs se continuent sans transitions avec le tissu conjonctif intervésiculaire. Du côté externe les fibres conjonctives adultes ont une direction parallèle à la surface de la poche, elles sont séparées par de grandes cellules plates contrairement à la couche précédente l'externe est moins vasculaire, on n'y rencontre plus les sinus gonflés de sang de la couche folliculaire mais des artères et des veines dont les parois sont sclérosées et englobées dans le tissu conjonctif voisin.

A un fort grossissement on voit les follicules qui constituent les végétations intra-kystiques beaucoup plus nettement et on y rencontre des cellules épithéliales des globules rouges en plus ou moins grande quantité formant parfois des nappes hémorragiques qui se continuent avec des épanchements analogues du tissu interstitiel. On voit aussi des cellules chargées de pigments hématiques. A la surface interne de la poche on distingue par place les traces de coagulations sanguines et d'organisation des caillots en tissu de sclérose. Filaments de fibrine s'entrecroisant dans tous les sens et dans tous les plans et enserrant dans leurs mailles des globules rouges plus ou moins déformés.

Par places on voit pénétrant ces masses fibrineuses

des vaisseaux de néoformation ou des îlôts vaso-
formatifs.

La paroi du kyste se transforme en une membrane
bourgeonnante. Ce sont des faits, parait-il, sensiblement analogues à ce qui se passe dans les kystes pro-
liférants de l'ovaire. Nous ne voulons pas pousser plus
loin notre comparaison, nous avons voulu surtout insis-
ter sur le caractère bourgeonnant de cette couche interne
de la paroi kystique; il existe là un processus hyper-
trophique que nous devions mettre en lumière.

En somme l'anatomie pathologique nous montre
que dans les cas d'hématocèle thyroïdienne la paroi
est manifestement composée de deux feuillets non
comme l'ont voulu décrire quelques auteurs l'un
fibreux l'autre séreux (Peut) ou bien l'un fibreux
l'autre hématique (Cruveilhier) mais au contraire
l'un externe fibreux, l'autre interne épithélial, hémato-
folliculaire. Nous ne voulons pas dire que ces auteurs
se soient trompés, mais il nous parait, étant donné
que l'hémorragie est un résultat et non un point de
départ, qu'il est beaucoup plus simple de l'expliquer par
la rupture des vaisseaux friables des follicules constituant la végétation. Plus tard l'organisation du caillot pourra reproduire une nouvelle hémorragie.

Nous signalons aussi l'existence d'autres hémorragies; nous voulons parler des hémorragies interstitielles; c'est que les ruptures vasculaires spontanées ou
provoquées par un effort violent un traumatisme, sont
fréquentes dans le goitre. Dans ces cas le sang pourra
s'enkyster ce qui pourtant n'est pas une origine usuelle
des kystes thyroïdiens. En général il se résorbe et c'est

là un point de départ fréquent de la transformation fibreuse par irritation du stroma autour de l'hématome. D'ailleurs nous ne nous occuperons pas dans ce travail de ces sortes d'hémorragies, rares, l'étude n'en touchant que de très loin notre sujet. Nous laisserons également de côté ces kystes constitués uniquement par du sang rutilant pur et provenant de goîtres vasculaires ou anévrysmatiques.

CHAPITRE II

Etiologie et Pathogénie

Nous connaissons quelles sont les modifications anatomiques apportées au corps thyroïde par la présence
dans son parenchyme de goîtres kystiques, et particulièrement d'hématocèles. Nous avons suivi le développement des vaisseaux de néoformations nombreux
et friables; nous avons suivi l'organisation lente mais
toujours progressive des caillots, voyons maintenant
quelles peuvent être les causes capables de provoquer
dans les kystes un épanchement sanguin.

L'hémorragie peut se produire sous l'action d'un
traumatisme, d'une congestion, ou bien encore spontanément, mais dans tous les cas, elle réclame l'existence de causes prédisposantes capitales.

Nous avons vu, dans le chapitre précédent, que dans
tous les kystes dans lesquels il s'était produit des
hémorragies, on retrouvait des végétations sur la
face interne de la poche, nous pouvons donc en
conclure que ces bourgeons proliférents sont indispen-

sables à la production des hématocèles thyroïdiennes et cela, à cause de la vascularisation intense dont ils sont l'objet et à cause de la fragilité toute particulière des vaisseaux néoformés.

Nous savons en effet que les vaisseaux qui, à l'état normal, ne sont séparés de l'intérieur des vésicules que par une paroi extrêmement mince, et en plusieurs points par une couche épithéliale seule, forment un réseau périfolliculaire très riche : il n'est pas rare de trouver une dégénérescence des parois vasculaires. Ces faits exposés par Virchow, Boéchat, ont été confirmés nettement par Cornil, qui a montré que les capillaires présentaient des dilatations anévrysmales. Il n'est pas étonnant dans ce cas qu'il puisse se produire des ruptures de petits vaisseaux.

Un autre facteur important, lui aussi, est la tension intra-kystique. Celle-ci favorisera d'autant plus les hémorragies, qu'elle sera plus faible, ce qui est très facile à comprendre. En effet, prise entre deux forces égales si la tension sanguine et la tension intra-kystique sont égales, la paroi des vaisseaux résistera très bien. Mais que pour une raison quelconque l'équilibre soit rompu et que la tension sanguine augmente (congestion) ou que la pression intra-kystique diminue les parois vasculaires seront distendues et prêtes à se rompre sous l'action d'une cause extérieure quelquefois très faible.

Telles sont brièvement exposées les causes favorisant à l'intérieur des kystes les épanchements sanguins. Voyons maintenant celles capables de déterminer la rupture des vaisseaux.

Le traumatisme joue un rôle assez important. En effet, qu'il vienne à agir sur un kyste thyroïdien contenant à son intérieur quelques végétations, il produira immédiatement froissement, écrasement, déchirure des petits vaisseaux qui baignent les végétations et de là, hémorragie plus ou moins abondante suivant l'intensité du traumatisme. Un coup léger sur la région thyroïdienne, un effort brusque, les multiples irritations produites par un col même peuvent déterminer cet accident. Mais quoique la région thyroïdienne soit très exposée, nous ne croyons pas que le traumatisme soit la cause la plus fréquente de ruptures vasculaires intra-kystiques. Dans les observations que nous avons pu recueillir, nous n'avons relevé aucun cas d'hématocèle thyroïdienne produits par ce mécanisme, mais cela tient peut-être à la difficulté d'interroger les malades, et aux réponses vagues qu'ils font le plus souvent.

Nous ne rappellerons que pour mémoire les traumatismes chirurgicaux. Nous voulons parler de la ponction : que peuvent produire une hémorragie, par lésion directe, par piqûre des vaisseaux de la paroi de la tumeur.

Ces cas ne rentrent pas dans le cadre de notre sujet et d'ailleurs, nous croyons que le liquide hématique retiré souvent par ponction de certains kystes thyroïdiens est souvent dû à une ponction. Mais le sang épanché prend alors des caractères différents qui le font reconnaître facilement. D'abord issue de liquide séreux ou colloïdo, puis issue de sang plus ou moins rutilant, mais en tout cas présentant les caractères du sang frais.

Les congestions ne sont pas sans avoir une influence notable sur la formation et l'évolution des hématocèles thyroïdiennes. Fréquemment répétées, telles qu'elles se produisent chez la femme aux époques menstruelles, elles amènent un développement exagéré des petits vaisseaux et souvent leur rupture.

Les observations que nous avons recueillies nous montrent bien qu'au moment des règles les tumeurs subissaient un accroissement qui, au lieu de diminuer quand la congestion était terminée, demeurait stationnaire jusqu'à ce qu'une nouvelle poussée congestive vienne à se produire.

Les grands efforts peuvent, eux aussi, provoquer à l'intérieur des kystes thyroïdiens des ruptures vasculaires. Nous voyons dans une observation de MM. Estor et Cadillac (Observation I), une hémorragie se produire brusquement au cours des efforts de l'accouchement.

Nous venons d'exposer les causes principales, capables de déterminer les hémorragies intra-kystiques, mais, il arrive bien souvent qu'on ne peut rencontrer dans les antécédents des malades, aucune raison capable d'expliquer la rupture vasculaire.

Dans bien des cas, on peut admettre qu'il y a eu un trauma léger, qui est passé inaperçu aux yeux du malade, mais il faut bien admettre, aussi, que les hémorragies ont pu se produire spontanément.

Quant aux mécanismes des hématocèles thyroïdiennes les auteurs qui ont donné des théories pathogéniques n'envisageaient guère que la rupture traumatique des vaisseaux.

Plus tard, on a tenté un rapprochement entre les hématocèles thyroïdiennes et vaginales. Il devait y avoir selon Peut, inflammation de la paroi interne du kyste, et production de néomembranes, formation de capillaires jeunes à parois minces qui pénétraient ces néomembranes, rupture de ces capillaires et formations hémorragiques. En somme depuis Cruveilhier, on admet que les hémorragies qui se font dans les cavités séreuses ne sont point primitives mais secondaires.

On retrouve bien, en examinant au point de vue anatomo-pathologique les hématocèles thyroïdiennes un épaississement parfois considérable de la paroi du kyste. Mais il est à remarquer que cet épaississement ne se rencontre que dans les vieux kystes à évolution très longue. Peut-on en conclure, comme dans les hématocèles vaginales, que sous l'influence d'une inflammation, d'une excitation quelconque la paroi du kyste s'épaissit, s'organise, puis donne une hémorragie sous l'influence d'une cause extérieure quelconque ? Nullement.

Nous croyons qu'une différence très nette sépare les hématocèles vaginales et thyroïdiennes. Nous avons vu en effet dans le chapitre précédent où nous avons étudié l'anatomie pathologique de cette affection que le microscope décèle sur le feuillet interne de la poche kystique, des végétations plus ou moins abondantes qui font saillie à son intérieur et en rendent l'aspect tomenteux. Ces végétations largement et abondamment irriguées baignent dans le liquide du kyste. Si pour une raison quelconque la tension de la tumeur diminue, par suite d'un phénomène physique bien

connu, les parois épithéliales des vaisseaux supporte-
ront une pression d'autant plus forte que celle du
liquide intra-kystique sera plus faible, et par suite
pourront se rompre.

Le sang se répandra alors dans la cavité kystique,
se mélangeant au liquide séreux ou colloïde qu'elle
contient. Nous croyons que c'est là un mécanisme
fréquent de la première hémorrhagie ; mais dans la
suite, l'augmentation de tension qui en résulte, la dis-
tension de la poche, et l'irritation de sa paroi interne
par le liquide épanché, produiront une inflammation
chronique qui aura pour résultat un épaississement de
la paroi ; phénomène fort analogue à l'organisation du
caillot que l'on observe dans la tunique vaginale avec
vaginalite plastique.

A partir de ce moment, nous entrons en quelque
sorte dans un cercle vicieux, ce qui explique les nombreuses récidives et la marche par poussées successives
que l'on observe dans cette affection.

L'épaississement de la poche sera la cause de nouvelles hémorragies qui, par l'irritation qu'elles provo-
queront, produiront un nouvel épaississement de la
coque d'enveloppe et ainsi de suite.

La marche de l'affection lente d'habitude, pourra
s'accélérer sensiblement dans le cas d'une hémorragie
grave par suite de la rupture de vaisseaux importants ;
circonstance heureusement fort rare.

C'est alors que se produisent les grands accidents de
compression qui nécessitent une intervention immé-
diate.

Les ruptures d'équilibre de pression entre les liquides

exterieurs représentés par le sang et les liquides inté-
rieurs qui ne sont autres que le contenu du kyste
sont, avons-nous dit, un facteur très important des
hémorragies intra-kystique.

Or il peut être détruit de deux façons, ou bien la
tension sanguine augmente, efforts musculaires, congestion, ou bien la tension intra-kystique diminue, il
se produit en quelque sorte une aspiration de l'extérieur vers l'intérieur. Il serait intéressant de rechercher
quelles sont les raisons d'ordre probablement chimiques
qui modifient ainsi la tension intra-kystique et on pour-
rait se demander s'il ne se passe pas à ce niveau des
phénomènes analogues à ceux que l'on observe dans la
variation des chlorures de l'organisme.

Nous venons d'émettre ici une simple hypothèse,
mais ce qui est par contre certain et ce qui joue un rôle
dans la production des hématocèles thyroïdiennes ce
sont les traumatismes brusques ou fréquemment répé-
tés tels que simples frottements du col ou des vêtements, les congestions thyroïdiennes le plus souvent
en rapport avec le système génital.

Enfin des hémorragies peuvent se produire spontanément et paraissent reconnaître pour cause uniquement la différence de pression entre le contenu du
kyste et le sang des capillaires, différence de pression
qu'on ne peut expliquer encore d'une façon précise et
qui est peut-être due à des phénomènes chimiques, à
des échanges se faisant entre le contenu du kyste et le
liquide sanguin.

CHAPITRE III

———

Symptomatologie

Les hématocèles du corps thyroïde se présentent avec des symptômes dont les uns sont communs à toutes les tumeurs de cet organe et les autres propres à l'affection qui nous occupe.

Le symptôme essentiel est la tuméfaction quoiqu'elle ne soit pas toujours en rapport direct avec les accidents que l'on observe. On trouve, en effet, sur la ligne médiane ou latéralement une tumeur plus ou moins volumineuse qui refoule les muscles, les vaisseaux et quelquefois même la trachée, de sorte que la région sous-hyoïdienne est augmentée dans ses diamètres antéro-postérieurs ou latéraux.

Il n'est pas rare que la maladie atteigne un seul lobe ou qu'elle ait un développement inégal d'un côté à l'autre; la forme est alors irrégulière, et l'on peut trouver une ou plusieurs saillies globuleuses, sur la ligne médiane ou les parties latérales.

L'affection peut prendre un développement énorme :

témoins, ces goîtres que l'on voit se développer complètement en dehors, qui ressemblent à une bourse énorme, pouvant descendre jusque sur la poitrine. Dans l'observation XV, la tumeur thyroïdienne descendait à plusieurs centimètres au-dessous de la clavicule droite. Mais au lieu de se développer tout à l'extérieur, les goîtres peuvent envahir toute la région du cou, lui donnant un périmètre quelquefois considérable, déplaçant les organes et provoquant souvent des troubles du côté du récurrent.

D'autres fois encore, ils peuvent se développer vers la poitrine, et donner les formes anatomiques désignées sous le nom de goîtres rétro-sternaux. Ce sont dans ces cas surtout que l'on observe les grands troubles respiratoires, par compression de la trachée. Ils se trouvent derrière la fourchette sternale, émergeant parfois en partie au-dessus de son échancrure, ce qui leur imprime souvent un rétrécissement (goîtres en sablier, en bissac).

Le début des goîtres passe généralement inaperçu, et ce n'est souvent que quand il est obligé de desserrer ses cols, ou qu'on le lui fait remarquer que le malade s'aperçoit du gonflement.

Au début, il n'y a généralement pas de symptômes fonctionnels, sauf dans le cas de goîtres plongeants, rétro-sternaux ou rétro-œsophagiens.

La peau, le plus souvent, est normale et présente quelques grosses veines dilatées et sinueuses. La mobilité de la tumeur est variable, suivant qu'elle adhère plus ou moins au corps thyroïde, ou suivant qu'elle est située dans une thyroïde accessoire.

Cependant il est un signe à peu près constant ; c'est l'ascension de la tumeur au second temps de la déglutition, ascension qu'on perçoit très bien, en saisissant la tumeur entre les doigts et en faisant déglutir le malade. Il peut arriver cependant que ce signe manque, en cas de goître développé dans une thyroïde accessoire, ou qu'il existe pour d'autres tumeurs très tendues de la région du cou.

On peut encore faire fléchir la tête au malade, en même temps que, de la main, on s'oppose à ce mouvement, on s'aperçoit que la tumeur est bridée par les muscles sous-hyoïdiens. Parfois cette exploration fait naître des dépressions dues à la contraction des muscles sous-hyoïdiens.

Ce phénomène ne peut s'observer que sur des kystes peu tendus et mous.

La fluctuation dans les tumeurs kystiques est généralement facile à sentir ; dans des cas exceptionnels la percussion digitale permet de percevoir la sensation de flot. Il peut cependant arriver que la fluctuation fasse défaut et que l'on ait affaire à une tumeur rénitente, ce qui se voit généralement dans les petits kystes, et ce qui indique un état de tension assez grand de la poche.

Cette rénitence se retrouve le plus souvent dans les hématocèles thyroïdiennes, puisque les épanchements sanguins successifs maintiennent la tension intra-kystique toujours assez considérable, surtout peu de temps après l'hémorragie.

On peut quelquefois être trompé par l'épaisseur de la coque d'enveloppe du kyste qui, dans certains cas peut présenter des plaques calcaires.

On peut encore constater quelquefois des battements qui peuvent venir des carotides ; il suffit, pour les faire cesser, de faire baisser la tête au malade, on a rarement l'occasion de voir des œdèmes par compression des jugulaires.

Ces signes physiques sont généralement les seuls par lesquels se manifestent les tumeurs kystiques thyroïdiennes, mais il s'ajoute souvent des troubles fonctionnels graves dus à la compression des voies aériennes ou des paquets vasculo-nerveux.

Ces symptômes respiratoires se présentent généralement sous deux formes cliniques bien différentes : une lente, progressive, continue, se traduisant par une gêne respiratoire sensible d'abord dans les grands efforts musculaires, et qui s'accentue peu à peu ; en même temps la voix change de timbre et bientôt apparaissent des crises de dyspnée, d'oppression, de suffocation, de plus en plus fréquentes.

Cette symptomatologie appartient presque toujours à un goître parenchymateux et quelquefois à des hématocèles thyroïdiennes à marche lente et progressive.

L'autre forme peut acquérir une rapidité considérable, subordonnée le plus généralement à l'apparition des hémorragies intra-kystiques abondantes.

Tels sont brièvement exposés les symptômes auxquels donnent naissance les tumeurs thyroïdiennes en général et particulièrement les tumeurs kystiques, mais existe-t-il des signes particuliers qui sont dus à l'hémorragie intra-kystique ?

On peut avoir affaire à deux ordres de symptômes

bien différents suivant que l'on se trouve en présence de telle ou telle forme clinique d'hémorragie.

Dans une première forme que nous appellerons forme chronique, le développement du kyste se fait régulièrement et d'une manière continue, l'hémorragie très peu abondante, se fait lentement, et se reproduit sûrement ; dans ce cas, il est fort difficile, sinon impossible, pour le clinicien de faire un diagnostic précis, l'hémorragie intra-kystique ne sera reconnue qu'après la ponction ou l'extirpation du kyste.

Le plus généralement cependant tout en évoluant lentement, l'hématocèle thyroïdienne affecte une marche par poussées, correspondant à de légères hémorragies. Ces hémorragies s'expliquent facilement et sont souvent dues à des congestions thyroïdiennes provenant des règles, de la grossesse, ou à des efforts musculaires tels qu'on en rencontre dans l'accouchement. Une observation publiée par Cassan en 1827 et que nous citons dans notre historique montre un goître survenant brusquement chez une femme qui faisait un effort assez considérable. Une autre de MM. Estor et Codillac, rapporte le cas d'une hémorragie intra-kystique, produite durant l'accouchement. On observe en même temps une augmentation de volume plus ou moins notable, apparaissant presque subitement et pouvant provoquer des accidents compressifs du côté des voies respiratoires ou du récurrent. Les poussées se répètent plus ou moins souvent mais l'évolution de l'hématocèle thyroïdienne ne peut quelquefois, durant un temps assez long, rester stationnaire.

Mais on peut voir, rarement il est vrai, l'hémorragie se produire brusquement et abondamment et donner alors des symptômes généraux et locaux.

L'hémorragie est-elle très abondante, le malade pourra présenter les symptômes de l'hémorragie interne. On constatera alors un abaissement de la tension sanguine, se traduisant par un pouls petit, filiforme, et légèrement accéléré. Le faciès est pâle, les muqueuses se décolorent, les extrémités se refroidissent ; de plus, il y a de l'angoisse respiratoire. Ces symptômes, en général, seront plus ou moins relégués au second plan par les symptômes locaux très graves qui apparaissent brusquement. Une dyspnée intense, continue, avec crises d'oppression et de suffocation, elle empêche tout sommeil, et la mort peut survenir dans un accès de suffocation ou par asphyxie lente dans la somnolence et le coma. On comprend combien dans de telles conditions, les complications pulmonaires aiguës ou chroniques peuvent avoir de gravité.

La compression du côté des récurrents peut se manifester par différents ordres de phénomènes, spasme des muscles adducteurs de la glotte, contractures. Ces manifestations sont caractérisées par de l'enrouement, la voix devient rauque, voilée, c'est la voix goîtreuse, et l'on observe quelquefois des accès de toux quinteuse. La mort peut survenir dans un accès de spasme de la glotte. Seitz en rapporte des cas démonstratifs. L'examen laryngoscopique peut permettre de reconnaître la voussure trachéale qui correspond à la partie comprimée de ce conduit, mais il est rare de retrouver ce signe. Il faut en effet un ramollissement de la trachée, résultat d'un goitre ancien, qui n'a pas eu le temps de se constituer vu la brusquerie de l'évolution de l'hématocèle.

Ce que l'on peut constater souvent, c'est un œdème uni- ou bilatéral, s'étendant jusqu'à la muqueuse buccale et à langue, et même quelquefois à la muqueuse trachéale. Chez certains malades, en dehors de tout trouble cardiaque, on rencontre quelquefois aussi une face vultueuse cyanosée.

En résumé, augmentation de volume par poussées successives, troubles respiratoires et circulatoires, affectant quelquefois un début brusque. et enfin, symptômes des grandes hémorragies dans certains cas, tels sont les signes spéciaux qui peuvent en présence d'une tumeur thyroïdienne faire penser à une hématocèle.

CHAPITRE IV

Diagnostic

L'anatomie pathologique, la pathogénie, les symptômes des hématocèles thyroïdiennes nous étaient connus, nous allons passer en revue les divers moyens que nous avons à notre disposition pour reconnaître que dans un goitre kystique il s'est produit un ou plusieurs épanchements sanguins. Il est en effet d'une importance capitale de pouvoir au plus tôt, dépister cette lésion, et de faire un diagnostic précoce. On évitera ainsi souvent la production d'accidents graves qui pourront être soit des épanchements sanguins abondants et brusques avec tous les dangers des hémorragies internes, soit des troubles fonctionnels, compressions nerveuses ou des organes respiratoires, dyspnée, syncope, etc. Témoin l'observation XIV que nous publions à la fin de ce travail, dans laquelle la malade, qui dut être opérée d'urgence, eut, avant l'opération, une syncope et de l'asphyxie très intense pendant les manœuvres d'extirpation de la tumeur.

Tout d'abord le diagnostic devra résoudre les points suivants : 1° a-t-on affaire à une tumeur tyroïdienne ;

2° si oui, quelle est sa variété et quel est son état anatomique ?

Rien n'est plus facile que de reconnaître à son début une tumeur goîtreuse. On fait avaler au malade une gorgée d'eau et on saisit, pendant la déglutition, la grosseur thyroïdienne entre les doigts. On perçoit très nettement son ascension franche en même temps que celle du larynx. Ce moyen est à peu près certain et permet de distinguer les tumeurs thyroïdiennes des hypertrophies ganglionnaires dont le siège est généralement carotidien, mais qui, dans certains cas, sont placés à la partie antérieure du cou et présentent même quelquefois de la pseudo-fluctuation. On a bien signalé des cas dans lesquels des tumeurs ganglionnaires du cou avaient des mouvements d'ascension parallèles à ceux du larynx, mais ce sont des faits plutôt rares, qui nécessitent une investigation des plus attentive des autres groupes ganglionnaires et de tous les organes de la région.

Des abcès froids sont venus faire saillie dans la région thyroïdienne, mais d'autres symptômes, tels que la douleur, attirent tout particulièrement l'attention sur la colonne vertébrale.

Enfin des lipomes sous-cutanés de la région seront facilement reconnus grâce à leur consistance molle et leur mobilité.

Nous savons qu'il existe des goîtres aberrants qui ne présentent pas de mouvements d'ascension dans la déglutition : dans ce cas le diagnostic devient excessivement difficile, sinon impossible. On pourra cependant, dans le cas d'accroissement par poussée au moment des règles, ou d'augmentation brusque de volume de la tumeur, penser à un kyste d'une tyrhoïde accessoire dans lequel se serait produit une hémorragie.

L'interrogatoire des malades est d'un secours précieux pour le diagnostic; il nous apprend que le goître peut être endémique dans la région d'où est originaire le malade ou dans celle qu'il habite, que ce dernier peut avoir des antécédents héréditaires goîtreux. Il nous apprend enfin le mode d'apparition et de développement de la tumeur : si elle est venue peu à peu ou si elle a débuté brusquement, si elle est apparue spontanément ou à l'occasion des règles, d'une grossesse ou d'un traumatisme, enfin si elle a évolué lentement ou par poussées successives.

Mais la tumeur thyroïdienne étant diagnostiquée, il est indispensable de connaître la forme anatomique à laquelle on a affaire. Est-ce à un goître parenchymateux, à un goître kystique, à un kyste avec hémorragie, à une thyroïdite ou à un cancer,

Il faut pour cela tenir compte, non seulement des caractères physiques qui, nous le verrons, peuvent facilement induire en erreur, mais aussi de l'âge du sujet, de l'ancienneté de la tumeur, de son mode de début, et, point capital, de son mode de développement et des troubles fonctionnels qu'elle a causés.

Le goître kystique ne sera pas toujours facilement distingué du goître charnu ou autrement dit du goître parenchymateux, ou encore d'une hyperthophie thyroïdienne.

La consistance, dure normalement dans le goître

charnu, peut l'être également dans un kyste, distendu
par la substance colloïde ou par une hémorragie et
dont la paroi ancienne est épaissie et même quelquefois
calcifiée. Cependant le kyste est plus limité que l'hypertrophie simple, il prédomine généralement à droite ou
à gauche ou même quelquefois en avant, il est souvent
multiloculaire au début, ce qui se traduit par des bosselures irrégulières et rénitentes, que l'on perçoit
facilement sous les téguments restés sains. On pourra
essayer dans quelques cas, mais sans grandes chances
de réussir, de voir la transparence du liquide intra-
kystique. Si l'expérience est positive, on pourra affir-
mer un kyste thyroïdien, mais dans le cas d'hémorragie intra-kystique, le liquide contenu dans la poche
devient opaque par suite de son mélange avec du sang.
Ce procédé est donc très insuffisant et est d'ailleurs
peu employé en clinique.

Le meilleur élément de diagnostic différentiel est le
mode d'évolution bien différents des kystes ordinaires
et des hématocèles thyroïdiennes. Si l'on se trouve
en présence d'une tumeur thyroïdienne qui est brusquement apparue, soit spontanément, soit sous
l'influence d'un traumatisme, d'une congestion ou
d'efforts d'accouchement, si cette tumeur, bien loin de
regresser ou de rester stationnaire, s'accroît par poussées successives même sans provoquer de troubles
fonctionnels, on peut diagnostiquer presque sûrement
une hématocèle thyroïdienne.

Mais il existe deux maladies bien nettes du corps
thyroïde présentant des symptômes qui se rapprochent
beaucoup de ceux provoqués par les hémorragies

intra-kystiques. Nous voulons parler des thyroïdites
et des cancers.

Les thyroïdites, inflammation de la glande normale
et les strumites, inflammations des goitres, surviennent
quelquefois à la suite d'un simple traumatisme, même
léger. Un coup sur la région thyroïdienne suffit à loca-
liser le processus infectieux.

La tumeur thyroïdienne développée rapidement
attire souvent l'attention avant l'apparition de phénomènes généraux, elle est latérale et bien circonscrite à
la région, mobile transversalement et partageant les
mouvements d'ascension du larynx. En l'espace de
quelques jours, la tumeur augmente de volume au
point de soulever le sterno-mastoïdien et de repousser
le carotide en arrière, mais ce développement rapide
s'accompagne de phénomènes douloureux et d'élancements sur le trajet du plexus cervical; les mouvements
du cou deviennent difficiles et la tête se fixe dans une
attitude de torticolis. La peau est rouge, chaude, tendue, douloureuse à la pression, elle devient peu à peu
empâtée, œdematiée, et alors apparaissent de la fluctuation et des phénomènes généraux graves.

Les thyroïdites donnent naissance à des symptômes
fonctionnels caractérisés par de la dysphagie, de
l'enrouement, de la toux et parfois même par de la
paralysie du récurrent. On observe aussi souvent de
la dyspnée qui peut tenir autant à l'infection elle-même
qu'à la compression mécanique de la trachée : en
même temps, signe important, l'état général est atteint
à divers degrés, variant avec la nature de l'infection,
il y a une fièvre pouvant atteindre 40°.

Quelquefois au bout de quinze jours ou trois semaines on voit le gonflement diminuer, les symptômes s'amender et la thyroïdite se terminer par résolution. Mais le plus souvent un abcès survient, précoce ou tardif, difficile à percevoir à cause de la mobilité de la région et de la consistance élastique du corps thyroïde ; à ce moment on devine cependant le pus à l'œdème et à l'empâtement de la région.

Il faut mentionner d'une façon spéciale les thyroïdites à marche subaiguë, ne se manifestant pas par les symptômes ordinaires des inflammations, dans lesquels la fièvre fait complètement défaut et où la suppuration, très localisée, ne se produit que très tardivement.

Il est facile, dans les cas tout à fait typiques, de reconnaître les thyroïdites et les hématocèles thyroïdiennes. Ces dernières ne produisent ni œdème des téguments, ni empâtement de la région ; elles ne provoquent pas de symptômes généraux traduisant une infection générale de l'organisme, enfin leur marche moins régulière procède par poussées successives.

Dans les thyroïdites à allure en quelque sorte chronique, le diagnostic peut être longtemps en suspens et il ne reste alors à peu près plus pour distinguer ces deux affections que les poussées successives de l'hémorragie intra-kystique et la ponction évacuatrice.

Le cancer thyroïdien peut, lui aussi, présenter dans son évolution des ressemblances assez grandes avec les hématocèles. Il se développe, lui aussi, rapidement soit sur une glande saine en apparence, soit sur un petit goître remontant à de longues années, chez un sujet ayant dépassé quarante ans.

Les troubles fonctionnels qui manquent quelquefois ou surviennent tardivement dans les goitres simples, apparaissent de bonne heure et se montrent inquiétants.

Bientôt apparaissent des bosselures et la tumeur devient adhérente à la peau. On sent en même temps une adénopathie carotidienne intense qui peut quelquefois n'apparaître que tardivement et qui est alors pathognomonique du néoplasme thyroïdien. A ce degré il existe fréquemment des irradiations douloureuses sur le trajet des nerfs de la région.

La marche du cancer est souvent rapide et Gosselin a vu une tumeur maligne thyroïdienne suffocante se développer en trois mois chez une jeune fille et amener la mort.

D'après ce que nous avons vu de la symptomatologie des hématocèles thyroïdiennes et des thyroïdites et des cancers, il peut être quelquefois difficile de différencier nettement ces trois affections. Il est permis de croire plutôt à un cancer quand une tumeur apparaît et se développe rapidement chez un sujet ayant dépassé quarante ans, qu'elle s'accompagne d'adhérences à la peau et d'irradiations douloureuses le long des nerfs du cou.

Quand l'adénopathie existe, elle est pathognomonique du cancer, mais nous avons vu qu'elle ne pouvait apparaître que tardivement, de là l'erreur possible de diagnostic quand un cancer aigu évolue, sans adénopathie chez un jeune sujet, comme Gosselin en rapporte un cas.

Il est donc souvent difficile pour le clinicien qui se

trouve en présence d'une tumeur thyroïdienne à évolution rapide de diagnostiquer une thyroïdite, un cancer ou une hématocèle thyroïdienne.

Rappelons cependant que l'on doit toujours penser à une complication de ce genre, en tenant compte de l'accroissement rapide de la tumeur, de son augmentation par poussées successives, de l'absence de douleurs, d'adénopathie et de troubles généraux.

Il est quelques cas où l'hémorragie intra-kystique peut compliquer un cancer de la thyroïde et nous nous trouvons alors en présence du fongus hémotode des anciens auteurs, qui n'est autre qu'un cancer encéphaloïde, né aux dépens d'une cavité kystique et produisant dans cette cavité des hémorragies nombreuses et abondantes.

D'une manière générale l'hématocèle thyroïdienne a un pronostic bénin, quand son volume n'est pas excessif et quand elle ne provoque pas de troubles fonctionnels. La tumeur abandonnée à elle-même, peut augmenter de volume presque indéfiniment, et n'amener qu'une gêne plus ou moins grande et une fatigue du cou quand elle se développe vers l'extérieur.

Mais il n'en est pas toujours ainsi et l'on voit quelquefois survenir des complications qui aggravent beaucoup le pronostic. La possibilité d'une compression des voies respiratoires, des vaisseaux et des nerfs, constitue le principal danger de ces tumeurs. A la suite d'un effort violent ou spontanément comme nous l'avons montré, il peut se faire des hémorragies successives dans la cavité, et le malade présente des accès de suffocation accompagnés de cyanose qui peuvent amener la mort si l'on n'intervient rapidement.

Le kyste contenant du sang, peut très facilement s'infecter et l'on conçoit la facilité avec laquelle les collections sanguines peuvent suppurer ; c'est une complication fort grave car là encore le malade est menacé d'asphyxie par compression des voies aériennes et irruption du pus dans la trachée. On peut redouter l'oedème glottique concomittent et peut-être aussi la septicémie.

Mais en dehors de tout accident aigu, la tumeur peut menacer l'existence par compression sur les voies aériennes.

Elle est généralement petite, se cache derrière le sternum à l'inspiration, augmente peu à peu de volume, comprimant, déviant et quelquefois même emplissant la trachée et les grosses veines de la base du cou.

Les accidents respiratoires rares d'abord, se font de plus en plus fréquents, augmentent d'intensité et peuvent au bout d'un temps plus ou moins long si le chirurgien n'intervient pas, provoquer la mort.

Cependant l'apparition possible de ces accidents doit faire proposer un traitement, et un traitement qui fasse disparaître à tout jamais la tumeur et la possibilité de récidives. A ces conditions le pronostic des hématocèles thyroïdiennes sera le même que celui des kystes à contenu séreux ou colloïde.

CHAPITRE V

Traitement

On a appliqué aux kystes du corps thyroïde des traitements nombreux et variés. Nous verrons en passant en revue ces différents moyens thérapeutiques l'inefficacité de la plupart d'entre eux, dans l'affection qui nous occupe, et nous nous efforcerons de montrer que le seul rationnel sera celui qui tout en supprimant pour le malade les troubles fonctionnels, ne laissera pas subsister les causes de l'hémorragie.

Nous ne parlerons pas du traitement médical qui dans le cas d'hémorragie intra kystique ne peut avoir aucune action. La médication thyroïdienne qui dans le myxoedème a eu un succès éclatant ne donne aucun résultat dans les formes fibreuses et surtout kystiques.

Tout au plus a-t-on constaté quelques bons résultats, dans les hypertrophies simples et Bruns reconnaît que dans la plupart des cas, des récidives se produisaient dès la suppression du traitement.

Nous passerons maintenant en revue les divers moyens chirurgicaux employés, et nous étudierons successivement la ponction simple, la ponction suivie d'injection irritante et modificatrice, le drainage capillaire, l'incision, l'électrolyse enfin les extirpations.

Rappelons sommairement les indications opératoires. Souvent, c'est une difformité plus ou moins considérable qui fait réclamer par les malades, les secours de l'art, d'autres fois l'intervention est sollicitée par l'accroissement rapide de la tumeur et les troubles fonctionnels qu'elle détermine. Nous pensons qu'il y a toujours lieu d'intervenir, même lorsqu'il n'existe aucun trouble fonctionnel, tant à cause de la difformité que de la marche fatalement progressive et de l'apparition possible d'accidents divers. C'est surtout dans les tumeurs qui plongent derrière le sternum que l'on doit employer de bonne heure les modes de traitement que l'on à sa disposition.

Une des indications principales de l'intervention est l'existence de troubles respiratoires, ces derniers peuvent se présenter sous deux formes; la première à marche lente et progressive débute par une gêne respiratoire qui augmente de plus en plus, aboutit peu à peu à des accès de dyspnée, de suffocation, à des cornages, de la raucité de la voix et de l'aphonie.

La seconde présente une marche suraiguë: brusquement apparaissent des paroxysmes, dyspnée, cyanose de la face et même refroidissement des extrémités, ralentissement et petitesse du pouls, en un mot symptômes de l'asphyxie aiguë. Ces derniers accidents réclament une prompte intervention et on sera dans quelques cas forcé de recourir avant tout à une opération qui ne sera que palliative : à une trachéotomie. Il faut redouter, aussi l'inflammation de ces kystes et l'on connaît la facilité avec laquelle, sans infection apparente, les collections sanguines, les hématomes suppurent.

Parmi les moyens thérapeutiques que l'on emploie, les uns ont pour but de soulager le malade en évacuant simplement le contenu de la tumeur, d'autres, outre l'évacuation ont pour but de modifier les parois de la poche de façon à leur permettre de s'accoler, d'autres enfin, plus radicaux ont pour but l'extirpation de la tumeur. Nous allons montrer que dans les hématocèles thyroïdiennes, ces derniers seuls sont applicables.

De toutes les méthodes modificatrices, la plus simple et la plus inoffensive est sans contredit la ponction. Ce n'est pas à proprement parler une opération chirurgicale, mais il ne faut pas perdre de vue que si anodine et si simple qu'elle paraisse, elle n'est pas sans danger, et peut provoquer quelquefois des accidents sérieux inflammatoires, comme l'ont signalé Nélaton et Billroth. Boursier rapporte un cas de septicémie observé dans le service de M. Oré de Bordeaux à la suite d'une ponction faite dans un kyste hématique. D'ailleurs une seule ponction ne suffit pas par elle-même car elle ne supprime pas la cause de l'hémorragie, bien plus, en réduisant presque totalement la pression intra-kystique, elle favorise les récidives en produisant en quelque sorte une aspiration à l'intérieur de la poche. Tout au plus a-t-elle une action curative momentanée, en décomprimant les organes, voisins de la tumeur ; de plus applicable dans le kyste à contenu séreux, liquide, elle devient beaucoup plus difficile dans les diverses hématocèles où le liquide plus ou moins visqueux contient plus ou moins de cagulas fibrineux, et où les parois sont plus épaisses et tapissées de végétations.

Un traitement plus efficace, consiste à faire suivre la ponction d'une injection, irritante, modificatrice, Velpeau fut le premier à introduire dans les kystes de la teinture d'iode, cette méthode fut plus tard préconisée par Bouchacourt. La poche se remplit après l'injection, devient douloureuse durant quelques jours puis se rétracte lentement, il faut compter environ 5 ou 6 semaines pour que cette rétraction soit complète. Si la première injection n'a pas donné de résultat, Gosselin conseillait d'attendre deux mois et demi avant d'en recommencer une seconde. Comme dans la ponction simple, des accidents graves peuvent se produire, hémorragies, suppurations, phlegmons gangréneux du cou, et même dans certains cas, des phénomènes d'intoxication iodique. Les indications de l'injection modificatrice seraient d'après Fleury de Clermont l'épaisseur de la paroi ; pour Friedberg et Gosselin, ce serait plutôt la souplesse et la minceur de la poche d'où facilité plus grande pour le rapprochement des parois. Monod a préconisé des injections d'alcool. Mais cette méthode n'a pas donné de résultats et est abandonnée aujourd'hui. On a cherché à remplacer l'iode et l'alcool par d'autres solutions plus ou moins caustiques qui ne rendirent pas les services qu'on attendait d'elles. Moselig, Garré ont employé l'éther iodoformé ; on a préconisé également le chlorure de zinc, nous ne citerons que pour mémoire les injections coagulantes de perchlorure de fer tentées par Alguié.

L'injection se fait au moyen d'une seringue de Pravaz et doit porter au sein de la tumeur 10 à 20 et même 30 grammes de teinture d'iode fraîchement préparées. Il faut prendre la précaution de ne pas pousser son injection dans une veine, et pour s'en assurer voir si du sang s'écoule de l'aiguille. La réaction se fait quelques heures après l'injection, dure quelques jours, puis diminue peu à peu. Plusieurs injections sont ordinairement nécessaires ; on peut les répéter tous les quinze jours.

Cette méthode ne vaut pas mieux que la ponction simple, car la cause de l'hémorragie, c'est-à-dire les végétations intra-kystiques, subsiste toujours et en plus de l'inflammation qu'elle provoque, fait naître des adhérences serrées du kyste avec les parties voisines, qui aggrave la situation en rendant plus difficile sinon impossible une extirpation ultérieure.

La vogue qu'elle eut à un moment donné provient probablement de sa bénignité par rapport aux interventions vraiment chirurgicales qu'on redoutait encore.

Daniel Mollière a préconisé le séton, oublié aujourd'hui, puis le drainage capillaire, qui consiste à traverser la tumeur au moyen d'un trocart fin auquel on substitue un paquet de crins qu'on enlève un à un tous les jours. On observait souvent de l'hyperthermie et souvent de la suppuration surtout dans les cas où la poche était épaisse, et le liquide abondant. Cette méthode complètement délaissée maintenant fut employée pour la première fois en 1878, et on observa des cas heureux. La contre-indication formelle était d'après Mollière un kyste contenant du sang rutilant.

L'incision simple, est une opération grave et parfois dangereuse, qui a amené souvent suppuration et septicémie.

De plus, au moment même de l'intervention et même après, on peut avoir à lutter contre des hémorragies en masses, considérables, venant soit de la paroi divisée, soit des végétations recouvrant la surface interne du kyste et dues soit à la section de la paroi de la tumeur soit à la décompression brusque provoquant en quelque sorte une véritable aspiration. Ces hémorragies sont souvent difficiles à vaincre et dans plusieurs observations d'hématocèle thyroïdienne traitées par l'incision et même par la ponction, nous les voyons durer fort longtemps, affaiblir considérablement les malades et même provoquer des syncopes.

Les méthodes précédentes (séton, incision) ont été employées avec les caustiques, mais ce sont des moyens très douloureux, très longs comme guérison et laissant des cicatrices indélébiles.

MM. Berger et Onimus en 1881 ont employé l'électrolyte, non dans le but de détruire la tumeur, mais dans l'intention de provoquer dans la poche la formation de caillots, caillots dont la rétraction graduelle amènerait la guérison définitive. Ils publièrent dans la

Revue chirurgicale en 1881, l'observation d'un cas couronné de succès.

De tout ce qui précède il ressort que l'on a appliqué les différents modes de traitement des kystes colloïdes à séreux aux kystes hématiques de la glande thyroïde. Les auteurs en général sauf MM. Berger et Onimus et Mollière n'ont pas mentionné de traitement spécial. Pent dans sa thèse de 1884 sur les kystes hématiques de la glande thyroïde, préconise le traitement que l'on emploie dans l'hématocèle vaginale, c'est-à-dire l'injection iodée après évacuation et le lavage de la poche.

En général on ne s'est rallié à aucune de ces méthodes et lorsqu'on veut attaquer chirurgicalement un goitre, c'est aux thyroïdectomies partielles ou totales, à l'exothyropexie, à l'énucléation intra-glandulaire prônée par Socin et ses élèves, à l'énucléation massive décrite par M. le Professeur A. Poncet, que l'on doit avoir recours.

On a tout d'abord prôné la thyroïdectomie totale. Elle mettait sûrement à l'abri de la récidive, aussi en peu d'années des statistiques nombreuses et favorables furent-elles publiées par Reverdin, Kocher, Billroth. Mais nous l'avons vu dans le goitre, les vaisseaux sont souvent nombreux et dilatés aussi des malades mouraient volontiers d'hémorragie, d'autres succombaient à la septicémie. Mais plus tard, avec l'hémostase et l'antisepsie, la thyroïdectomie totale devint une opération chirurgicalement permise. Malheureusement des accidents nombreux de myxœdème post-opératoire montrèrent bientôt qu'elle était physiologiquement interdite.

La thyroïdectomie partielle fut ensuite pratiquée en dehors de la capsule d'abord, puis au-dessous de la capsule, cette dernière avait l'avantage d'être beaucoup moins grave, car on évitait les hémorragies abondantes qui accompagnaient toujours la thyroïdectomie partielle extra-capsulaire, ainsi que les blessures d'organes voisins. Mais il est inutile dans la plupart des cas de réséquer une partie de glande thyroïde qui contient encore une certaine quantité de tissu sain, aussi est-on arrivé tout naturellement aux énucléations intra-glandulaires de Socin ou aux énucléations massives de Poncet.

Ce qui caractérise l'énucléation intra-glandulaire c'est que le chirurgien incise le tissu thyroïdien sain jusqu'à ce qu'il arrive sur les noyaux goîtreux, qu'il décortique alors à l'aide du doigt ou d'une spatule, en suivant le plan de clivage. Cette manœuvre est recommencée autant de fois qu'il y a de noyaux. Le plan de clivage est facile à trouver, soit par la sensation spéciale qu'il donne au doigt, soit encore par son aspect brun grisâtre. L'hémostase est des plus faciles, il suffit de pincer les quelques vaisseaux qui donnent et surtout le pédicule vasculaire de la tumeur.

Son but est d'enlever au malade le moins possible de la glande thyroïde.

Mais quand la glande est bourrée de nodosités, de kystes multiples, on ne peut pas répéter l'énucléation intra-glandulaire autant de fois qu'il est nécessaire, dans ce cas M. le professeur Poncet a insisté sur l'utilité de l'énucléation massive, c'est-à-dire sur la décortication sous-capsulaire de toute la masse altérée. On sépare avec le doigt, de la capsule, toute la partie à enlever. Mais quelque importante qu'elle soit il reste toujours à la face profonde de la capsule une certaine quantité de tissu thyroïdien et on évite ainsi les dissociations des espaces cellulaires péri-thyroïdiens et des vaisseaux et nerfs qui les parcourent. On termine par une suture en surjet pour faire l'hémostase.

Un dernier procédé opératoire est l'exothyropexie, ou fixation en dehors du corps thyroïde mis à découvert, qui a un double effet, tout d'abord la décompression du cou, et ensuite l'atrophie des portions goitreuses mises à l'air. Cette dernière opération se trouve indiquée dans les cas d'accidents graves de compression, où il faut agir très rapidement, et où la trachée ramollie rend dangereuses les manœuvres d'extirpation ou encore dans les goitres très richement vascularisés, très dangereux à aborder par les thyroïdectomies.

Tous les traitements que nous venons brièvement de passer en revue ont été employés avec des résultats bien différents. Les moyens médicaux n'ont modifié en rien la marche de l'évolution et cela se comprend aisément, car on conçoit bien que l'iodure à l'intérieur ou des applications locales de pommade iodée ne peuvent en rien modifier le contenu du kyste et à plus forte raison quand ils contiennent du sang.

Comme moyens chirurgicaux, la raison et l'expérience prouvent que celui-là seul réussit, qui supprime d'une façon radicale les causes de production des hémorragies, qui n'est autre dans le cas particulier que la poche kystique; d'une façon générale, les extirpations seront donc indiquées. La ponction, l'observation nous le prouve, a pu donner de bons résultats passagers dans les cas de poche kystique récente à parois encore souples mais a été presque toujours suivie de récidive. Elle peutêtre utile et quelquefois même nécessaire quand il faut intervenir rapidement en cas d'asphyxie ; elle est simplement palliative et permet seulement d'attendre une opération plus radicale.

Entre toutes les énucléations, l'exothyropexie doit être, sauf les indications que nous avons données, laissée de côté, car la cicatrisation est excessivement longue et laisse toujours des marques très apparentes.

Il restera donc comme excellents moyens thérapeutiques l'énucléation intra-glandulaire le [plus souvent qui est une excellente opération, radicale, et bénigne ou dans quelques cas rares, l'énucléation massive de M. le professeur Poncet.

OBSERVATIONS

OBSERVATION I (Résumé)

(MM. Estor et Codillac. *Montpellier, médical*, 1893)

Femme G..., âgée de 30 ans, sans profession, habitant le département de l'Hérault, dans un village où le goitre est inconnu.

Pas d'antécédents héréditaires.

Elle a eu une fièvre typhoïde à 27 ans.

Réglée à 15 ans irrégulièrement.

Mariée depuis un an, enceinte de six mois. Entrée à l'hôpital le 28 décembre 1891, pour une tumeur de la face antérieure du cou, qui a débuté il y a huit ou neuf ans; la tumeur qui, à cette époque, était de la grosseur d'une noisette, occupait exactement la ligne médiane, au moment de son apparition et siégeait au-dessous de la pomme d'Adam. Cette tumeur a progressivement mais lentement augmenté. Il y a six ou sept mois (époque à laquelle remonte la conception), le cou se mit à grossir pour atteindre les énormes proportions qu'il présente aujourd'hui.

Neuf jours avant l'entrée de la femme G... une hémorragie abondante se produisait au niveau de deux points qui s'étaient ulcérés à la partie la plus saillante de la tumeur. L'hémorragie fut si abondante que la malade tomba en syncope; elle a mis la malade dans un état de dépérissement extrême.

A l'examen, état général mauvais, anémie profonde, face exsangue et cachectique. La malade se plaint d'une grande faiblesse, de palpitations et de vertiges au moindre effort. A l'auscultation, respiration bruyante sans râle. Battement du cœur accéléré; premier bruit dédoublé; souffle à la pointe, les battements sont perçus à la partie postérieure du thorax.

La tumeur a la forme d'un cône tronqué à petite extrémité dirigée en avant et en bas. La base occupe la plus grande partie du cou, plus large à droite où elle s'étend au-dessus du creux sus-claviculaire jusqu'au bord antérieur du trapèze et présente des bosselures de volume et de consistance variables, les unes dures, les autres fluctuantes; elle est moins étalée à gauche, où elle se termine au niveau du sterno-mastoïdien; de ce côté pas de bosselure.

D'une consistance ferme dans son ensemble, elle présente vers son sommet des points fluctuants. Deux orifices dus à des pertes de substance, creusés à l'emporte-pièce, ayant la dimension d'un sou, laissent écouler goutte à goutte un liquide hématique obligeant la malade à changer de linge plusieurs fois par jour.

M. le professeur Estor fait la thyroïdectomie, trois jours après la malade accouche brusquement d'un fœtus âgé de six mois environ.

Guérison complète. Dix mois après la femme jouit d'une parfaite santé.

Observation II

(Bulletin Médical, Mermet)

V...., Louise, 30 ans, entre le 27 mai 1896 à l'hôpital Cochin, dans le service de M. Schwartz, pour une tumeur du corps thyroïde.

Histoire clinique. C'est une femme bien portante, originaire de la Côte-d'Or ; ni goître ni accidents se rattachant à la diathèse goître dans sa famille. Les parents de la malade sont morts à un âge très avancé d'affections aiguës.

Elle n'a jamais eu de maladie grave. Elle a eu deux enfants en 1887 et 1894 et en 1892 un accouchement prématuré au 7e mois. Il y a 5 ans, lors d'un séjour de quelques semaines en Corrèze, cette femme s'aperçut que son cou augmentait de volume, qu'elle présentait comme bien des personnes de ce pays un gros cou. Peu après, la malade étant devenue enceinte, la tumeur prit des proportions plus considérables, surtout après l'accouchement. Enfin pendant sa dernière grossesse, la tumeur s'accrut à nouveau. Il nous reste à signaler au sujet de l'évolution ultérieure de ce goître l'influence des règles. Celles-ci sont régulières, peu abondantes durent trois jours. A chacune des époques menstruelles, la tumeur subit une augmentation de volume qui s'accuse surtout les deux jours qui précèdent l'apparition de l'écoulement sanguin. En dehors de ces périodes, la tumeur grossit peu, son accroissement s'est donc fait lentement et par poussées mensuelles régulières.

La malade entre à l'hôpital Cochin le 27 mai dernier, demandant à être débarrassée de ce goître, plus parce qu'il constitue une difformité gênante que parce qu'elle en souffre. Les symptômes fonctionnels en sont à peu près nuls. Il existe seulement la sensation de pesanteur prélaryngée qui accompagne généralement les tumeurs du corps thyroïde. La malade accuse de plus de temps à autre des bouffées de chaleur à la face, de la céphalalgie. Il n'y a pas de signes de compressions des nerfs laryngés ni du tube laryngo-trachéal ou pharyngo-œsophagien. C'est en somme une tumeur peu gênante et l'absence de tout symptôme fonctionnel grave est due en majeure partie à la situation latérale de la tumeur. Celle-ci est en effet placée du côté droit de la ligne blanche cervicale, remplissant toute la région sous-hyoïdienne de ce côté. Son volume est

colui d'une orange de moyenne taille. Elle s'étend : en
haut, du bord supérieur du cartilage thyroïde à 3 centimètres de la clavicule en bas. En avant elle dépasse la ligne
médiane, tandis qu'en arrière elle dépasse de 2 centimètres
le bord postérieur du sterno-cléido-mastoïdien. Sa forme
est ovoïde à grosse extrémité supérieure à grand axe vertical. Au point de vue de la mobilité, la tumeur offre tous
les caractère des goitres. Signalons que la mobilité dans le
sens vertical est très limitée ou à près nulle en raison de la
situation sous-mastoïdienne de cette tumeur qui repousse
ce muscle entraînant ainsi un léger torticolis. La surface
de ce goitre est lisse, égale ; sa constitution est manifestement fluctuante, il n'y existe ni battement ni souffle.

30 mai. — Incision de 10 centimètres latérale droite et
sous-hyoïdienne de la peau et des muscles préthyroïdiens.
On sectionne ensuite la capsule thyroïdienne sur la tumeur
même et au niveau du lobe droit de la glande, puis on tra-
verse un demi-centimètre de tissu glandulaire. On arrive
alors sur une véritable capsule dont le clivage permet d'ex-
traire sans trop de difficulté la poche kystique, on a donc
procédé en somme à une énucléation intra-glandulaire.
Hémostase, drainage avec une mèche de gaze, suture en
capiton, réunion des téguments par une suture intradermique au crin de Florence. Guérison avec cicatrice à peu près
invisible dix jours après.

OBSERVATION III
(Service du professeur Poncet, salle Saint-Paul)

P... Léontine, 27 ans, lisseuse, née à Dolomieu (Isère),
demeurant audit, entrée le 2 janvier 1888, sortie le
11 février 1888.

Parents en bonne santé. Frères et sœurs bien portants.
Réglée à 15 ans, assez régulièrement. Pas d'antécédents
personnels.

Depuis deux ans, la malade remarque que son cœur augmentait de volume. Au début, elle fut traitée pour un kyste (teinture d'iode, pommade iodée, etc...). A ce moment, la tumeur était du volume d'une noix et siégeait à gauche du du cartilage cricoïde. Les divers médecins qu'elle consulta ordonnèrent ce même traitement. La tumeur a augmenté graduellement depuis son début. Elle devient plus considérable au moment de ses règles.

Aujourd'hui on remarque une tumeur du volume d'une petite orange située au niveau de la glande thyroïde, à gauche. La malade avait auparavant le cou un peu gros. Les sterno-cleido-mastoïdiens sont très développés.

La tumeur appartient à la moitié gauche du corps thyroïde. On peut la saisir entre les doigts et la faire saillir davantage en diminuant son diamètre transversal. La fluctuation est appréciable. Rénitence. La tumeur suit les mouvements du larynx. Pas de transparence. Légère adénite sous-maxillaire. Pas de douleur. Rien ailleurs.

10 janvier 1888. — Ponction. Sang. Récidive.

1er février. — Thyroïdectomie. — Guérison.

OBSERVATION IV
(Service de M. le professeur Poncet)

P... Louise, 31 ans, ménagère, née à Lons-le-Saunier, demeurant à Saint-Claude (Jura).

Entrée le 18 juin 1891, sortie le 20 juin 1891.

Rien à signaler du côté de l'hérédité.

La malade a toujours joui d'une assez bonne santé; on ne trouve pas d'affection grave dans ses antécédents. Cependant elle nous dit qu'elle a toujours été un peu nerveuse et que depuis longtemps elle souffre parfois de palpitations.

Elle présente un goître qui a commencé à se développer vers l'âge de 17 ans environ. Le développement s'est fait peu à peu, sans brusques poussées; pourtant la tumeur augmenterait un peu pendant les règles. La malade a eu deux accouchements à terme et trois fausses couches ; elle n'a pas remarqué que sa tumeur augmentait après parturition.

Actuellement elle présente un goître du volume du poing, développé exclusivement dans le lobe droit du corps thyroïde. La tumeur forme au côté droit du cou une forte saillie sur laquelle le sterno-mastoïdien paraît aplati ; cette tumeur se prolonge latéralement vers les parties profondes en soulevant les vaisseaux ; on sent nettement la carotide battre en avant d'elle. Le larynx n'est pas déplacé la respiration n'est pas gênée, la voix est normale. Pas de prolongement retro-sternal. La tumeur forme une masse ovoïde, fluctuante, la fluctuation se transmettant dans tous les sens : elle est cependant assez profonde. Il paraît y avoir un kyste unique enveloppé d'une certaine épaisseur de tissu glandulaire. La tumeur ne présente pas de battements.

L'état général est assez bon, à part les troubles nerveux signalés plus haut. On paraît se trouver en face d'un goître exophtalmique. Les yeux présentent un exorbitisme assez considérable ; il y a des palpitations. Nous ne constatons pas de tremblement ni de tachycardie, pas de souffle cardiaque.

12 juin. — Opération.

Incision de 12 centimètres suivant le grand axe de la tumeur. Le sterno-hyoïdien étalé en avant de la tumeur est sectionné. Arrivé sur le lobe droit du corps thyroïde M. Poncet l'incise, après avoir coupé 4 ou 5 millimètres de tissu thyroïdien le bistouri pénètre dans un kyste plein de sang, en partie liquide et en partie coagulé. Ce kyste est énucléé avec la plus grande facilité ; il a le volume d'un œuf d'oie. Après son ablation, les parois de la cavité donnent une hémorrhagie très considérable, qu'on arrête facilement en plaçant deux ou trois ligatures sur les points qui donnent le plus. On complète l'hémostase par une suture en étage

de la poche. Par dessus, suture des lèvres cutanées, drain
à l'angle inférieur de la plaie.

OBSERVATION V
(Service du Professeur Poncet)

B... Catherine, 40 ans, journalière, née dans la Loire.
Entre le 25 novembre 1893, sort le 29 janvier 1894.

Entre pour goitre datant de l'âge de 14 ans.

Antécédents héréditaires inconnus. Réglée à 12 ans, mariée à 21. Trois enfants dont une fille de 15 ans qui aurait
déjà une hypertrophie du corps thyroïde.

A 14 ans la malade constate sur la ligne médiane de son
cou une petite tumeur arrondie du volume d'une petite noix.
A cette époque elle habitait la Loire où les goitreux sont
assez nombreux. Cette tumeur resta stationnaire jusqu'à
l'époque du mariage de la malade (21 ans) ; à 23 ans après
le premier accouchement le goitre avait le volume d'un
poing.

Depuis, l'accroissement se fait insensiblement et à 30 ans
elle constate une hypertrophie latérale surtout à droite.
C'est depuis deux ans surtout que l'augmentation de volume
s'est faite très rapidement. Actuellement encore la tumeur
semble s'accroître.

Depuis que le goitre a pris un volume exagéré c'est-à-
dire depuis 1890, la malade éprouve de la dyspnée très
intense dans les efforts, de la diminution d'intensité de la
voix, parfois de l'aphonie; des palpitations, maux de tête
fréquents à la région frontale droite, phosphènes, brouil-
lards, diminution de l'acuité visuelle, changement de
caractère, mélancolie, perte des forces.

Depuis plusieurs années la malade présente des troubles
digestifs liés probablement à des coliques hépatiques appa-
rues à plusieurs reprises et suivies d'ictère. La dernière

crise date de 6 jours et la malade présente une légère teinte subictérique.

Actuellement, la malade présente à la base du cou une tumeur volumineuse, bilobée, chaque lobe étant du volume du poing, le droit est un peu plus volumineux. Dans le sillon cutané de séparation est une grosse veine verticale. La tumeur de consistance inégale présente quelques points durs, crétacés, ailleurs elle est rénitente ou même fluctuante. Elle suit les mouvements de la trachée. Celle-ci est déviée à gauche. Rien du côté des autres organes.

28 novembre, opération : incision de l'os hyoïde à la fourchette sternale. Énucléation d'une poche du volume d'une mandarine à contenu hématique et fibrineux. Hémorragie veineuse abondante arrêtée par compression. A ce moment petit sifflement puis cyanose de la face, arrêt de la respiration, le pouls reste bon. Après bon moment de respiration artificielle, trachéotomie : la respiration se rétablit. La trachée aplatie latéralement donne au doigt la sensation d'un tube mou. La canule est laissée en place pour calibrer la trachée. Alors, énucléation du lobe gauche, du volume du poing plongeant de 4 à 5 centimètres au-dessous de l'articulation sterno-claviculaire gauche. Tumeur à parois grises blanchâtres, plus ou moins épaisse suivant les endroits, calcifiée.

Le contenu cloisonné rappelle l'aspect d'une grenade ; c'est du sang, du mucus l'opération se termine bien.

8 décembre. La malade a été pansée trois fois, les suites ont été simples l'état général bon. On retire la canule ; les deux lèvres de la plaie reviennent presqu'aussitôt sur elles-mêmes, gaze iodoformée. La malade respire tranquillement, 10 minutes après ce pansement la malade prend du cornage et un accès de suffocation, on enlève le pansement, on écarte les lèvres de la plaie et aussitôt la respiration devient calme. On refait le pansement, 20 minutes après, nouvel accès de suffocation : on replace la canule

28 décembre. On enlève la canule sans accident.

Guérison. Départ le 19 janvier.

OBSERVATION VI
(Service du professeur Poncet)

C... Émilie, 19 ans, pelotonneuse, née à Roanne, 1894.

Père mort d'une bronchite peut-être bacillaire ; deux frères et 3 sœurs en bonne santé.

Antécédents personnels : Variole à deux ans. L'aurait eu une deuxième fois à douze ans. Pas d'autres maladies. Réglée à seize ans régulièrement.

Il est difficile de savoir à quel âge a débuté l'affection ; ce n'est que vers 17 ans qu'elle remarqua que son cou grossissait et devenait trop gros pour ses vêtements. La tumeur située en avant grossit régulièrement sans douleur mais la malade était essouflée et avait parfois des accès de suffocation.

Les pommades iodurées n'amenèrent aucun changement. L'intervention fut décidée et pratiquée à l'hôpital de Roanne.

La tumeur fut fendue (20 août 1893) verticalement et il s'écoula un liquide semblable à du café ; on ne fit d'ailleurs qu'une incision pure et simple et rien ne fut extirpé. La plaie fut tamponnée à la gaze et la cicatrisation se fit en trois semaines.

Environ sept à huit semaines après l'opération le cou se mit de nouveau à grossir et la tumeur réapparut ; elle augmenta peu à peu et les troubles respiratoires revinrent : dyspnée surtout pendant la marche sans véritable accès de suffocation ; ainsi que de la dysphagie assez marquée.

Actuellement : La malade présente à la partie antérieure du cou et exactement sur la ligne médiane une tumeur régulièrement arrondie, grosse comme une orange, écartant les deux sterno cléido mastoïdiens à leur partie inférieure et limitée à deux travers de doigt de l'os hyoïde. En bas elle arrive à la fourchette sternale.

La consistance est régulière, élastique, rénittente et fluctuante. On ne sent pas nettement de masse dure. Sur la place se voit l'ancienne cicatrice siégeant sur le bord antérieur du sterno-mastoïdien gauche. La tumeur s'élève pendant la déglutition.

A l'état de repos il n'y a pas de dyspnée mais la dysphagie existe constamment.

Pas de palpitations ni d'exophtalmie.

Pas de tremblement ni de tachycardie. Pouls bat à 92.

17 novembre 04. Incision médiane unique, muscles adhèrent à la poche. On évacue 100 à 120 grammes de liquide hématique. Enucléation de deux poches contiguës. Suture intra-dermique, guérison.

OBSERVATION VII

(Service du Professeur Poncet)

B. S..., 52 ans, cuisinière, née en Saône-et-Loire, demeurant à Lyon.

Entre le 17 avril 1896, sort le 4 juin.

Pas d'antécédents héréditaires, pas de goître dans son pays. N'avait aucune hypertrophie du corps thyroïde quand à 20 ans elle vient habiter la Loire où les goîtreux sont fréquents. Vers 30 ans, elle avait une légère saillie de son cou.

Pas d'antécédents personnels. Réglée à 17 ans, régulièrement. Ménopause, il y a trois ans (49 ans). Son goître progresse lentement sans une poussée plus rapide à un moment donné. Ce goître serait peut-être plus saillant au moment des règles mais jamais d'augmentation des signes fonctionnels.

Sa voix est devenue rauque depuis longtemps déjà et une dyspnée assez forte est apparue pendant les efforts.

Depuis un an, augmentation considérable de ces symptômes, sensation d'étouffement à la moindre bronchite même légère.

Gêne plus considérable pendant le sommeil. Ne peut se coucher sur le côté droit, la tumeur étant probablement alors rejetée sur la trachée et la comprimant. Dans ces derniers mois, la malade a été brusquement réveillée par de l'angoisse et d'asphyxie. En 1890, tous ces symptômes ont augmenté considérablement. Actuellement, énorme hypertrophie thyroïdienne faisant saillie sur la moitié gauche de la partie antérieure du cou. L'hypertrophie porte surtout sur le lobe gauche.

Tumeur lisse, non bosselée, nettement fluctuante donnant bien la sensation d'une seule poche kystique. La peau a sa coloration normale. On voit sur la partie postéro-externe du goître la jugulaire externe gauche saillante.

La tumeur est mobile sur les plans profonds, ne semble pas plonger derrière le sternum.

Le larynx est un peu déjeté à droite.

Pas de ganglion.

État général bon.

Circonférence du cou au point le plus saillant 47 cm. 5.

La poche est uniloculaire, elle est partout d'une épaisseur de 2 à 3 millimètres. Sa consistance générale est fibreuse mais en plusieurs points on sent qu'il y a une infiltration calcaire et lorsqu'on regarde les points qui donnent cette sensation on voit que quelques-uns ont un aspect cartilagineux, d'autres un aspect crétacé.

Il y a peu de points qui aient conservé la structure thyroïdienne et presque partout il y a des transformations athéromateuses comparables à celles que l'on trouve dans la paroi des vieux sacs anévrysmaux.

La quantité de liquide contenu dans ce kyste était de 180 gr. Ce liquide était fortement hémorragique et contenait aussi des cellules thyroïdiennes, de la graisse, de la cholestérine et des sels de chaux.

OBSERVATION VIII
(Service du Professeur Poncet)

Marie D..., 48 ans, tisseuse, entre le 16 mai 1896, sort le 4 juin.

Rien à noter dans les antécédents. Pas de goitre familial.

Menstruation à 12 ans, sans incident. Pertes blanches puis irrégularité des règles à 18 ans, chlorose avec troubles gastriques et vomissements presque quotidiens de 22 à 24 ans.

C'est à ce moment que commence à apparaître le goitre grossissant peu à peu avec poussées congestives à chaque période menstruelle.

Jamais de troubles fonctionnels; la malade a pu jusqu'à aujourd'hui exercer sa profession sans dyspnée d'effort, sans palpitation.

Traitement prolongé pendant des années sans succès ioduré, pommade iodurée, etc.

Aujourd'hui le cou à 40 centimètres de tour, volumineux goitre kystique du lobe gauche, ayant refoulé le paquet vasculo-nerveux gauche sous l'oreille, la trachée sous l'angle droit du maxillaire inférieur et les vaisseaux droits sous la mastoïde droite. Augmentation en masse du calibre des carotides droites avec battements, transmission du double bruit cardiaque sans souffle.

Voix non goitreuse.

Rien du syndrôme exophtalmique. Etat général bon. Les règles ne sont pas encore taries, mais depuis 3 ou 4 ans elles reviennent très irrégulièrement tous les deux ou trois mois.

21 mai. — Opération, M. Poncet.

Longue incision suivant l'axe de la tumeur. Les parties molles qui la recouvrent sont épaisses d'au plus deux ou trois millimètres. C'est à peine si l'on reconnaît les muscles sous-hyoïdiens. Pas de veine sous-cutanée importante.

La tumeur découverte et dénudée sur sa face antérieure est ponctionnée. On en tire 500 grammes de liquide brunâtre, trouble, chargé de débris de vieux caillots et tenant en suspension une poussière de paillettes brillantes.

On décortique la poche kystique, la paroi est fibreuse, peu épaisse, sans bourgeonnements, avec des traces de vieilles hémorragies. Le clivage est assez facile à pratiquer malgré l'adhérence d'une mince couche de tissu très vasculaire de la capsule. Un peu de sang.

Reste un petit noyau kystique de la grosseur d'une noix dans l'angle inférieur de la plaie. M. Poncet l'énuclée.

Suture hémostatique intra-glandulaire.

Suture intra-dermique (surjet-plomb).

Drain.

2 juin. — La malade quitte le service guérie.

Le drain était enlevé après 48 heures.

Un peu de suintement dans l'angle inférieur de la plaie au niveau du drain pendant une dizaine de jours.

La réunion du reste de l'incision est parfaite au bout de 7 jours. Cicatrice invisible à 2 mètres.

Un peu de température dans la semaine qui suit l'intervention, 38° à 38° 5.

OBSERVATION IX

(Service de M. le Professeur Poncet)

B..., M. 30 ans, ménagère, née à Tramolé (Isère). Entrée le 18 mai 1896.

Parents vivants; la mère aurait eu après une couche une grosseur au cou qui aurait disparu par un traitement interne. Pas d'autres goitreux dans la famille, mais il y en aurait plusieurs à Givors que la malade habite depuis six ans.

Diverses affections antérieures; pleurésie à l'âge de 11 ans, à la suite de laquelle apparut un petit lupus non ulcéreux de la joue gauche, dont on retrouve aujourd'hui encore quelques nodules très limités et qu'on dirait en voie de rétrocession. Menstruation à 17 ans; pertes blanches et chlorose; la malade a encore actuellement un teint peu coloré et des muqueuses anémiées. Mariée. Un enfant il y a 4 ans.

Elle entre à l'hôpital pour un goitre dont elle serait porteur depuis sa couche, ou plus exactement depuis la fin de son nourrissage, lors du retour des règles. Depuis ce moment, la tumeur a grossi progressivement, avec des poussées congestives, sans accidents graves toutefois, au moment des règles.

Actuellement elle a le volume d'une orange, située sur la ligne médiane dans la moitié inférieure du cou, elle est un peu bridée sur les côtés par les sterno-mastoïdiens et a légèrement refoulé en dehors les deux paquets vasculo-nerveux. Consistance rénitente : kyste probablement uniloculaire à parois épaisses non sillonnées de vaisseaux volumineux, sans battements, ni souffles.

Pas de dysphonie, la voix est normale, mais la malade accuse une oppression assez forte à l'effort, avec quelques palpitations.

Il y aurait un peu d'exorbitisme depuis quelques mois; mais on ne trouve pas de tachycardie. La malade a toujours été très nerveuse, pas spécialement depuis le début de sa maladie. Pas de tremblements.

23 mai. — Anesthésie à l'éther. Incision longitudinale médiane. Ponction du kyste; liquide hématique puis franchement sanguin venant de la face interne de la paroi. Pince sur l'orifice et décortication même assez rapidement. Hémorragie en nappe facilement arrêtée par suture intraglandulaire hémostatique. On ne pose qu'un fil de ligature sur une artériole. Suture intradermique. Drain.

Immédiatement après l'opération, la température monte

à 40° pour s'y maintenir un jour sans que la malade présente aucun phénomène pouvant faire croire à de l'infection. Puis défervescence progressive ; mais ce n'est que le septième jour que la température est revenue à la normale.

25 mai. — Au bout de quarante-huit heures, drain enlevé. Pas trace d'inflammation autour de la plaie.

Le septième jour, nouveau pansement ; la réunion est parfaite, le fil de la suture intradermique retiré sans effort et la cicatrice déjà à peine visible à ce niveau.

La malade quitte le service.

OBSERVATION X
(Service du professeur Poncet)

J..., Marie, 28 ans, ménagère, née à Saint-Donat (Drôme), entrée le 28 octobre 1902. Sortie le 7 novembre.

Possède encore ses parents. Mariée depuis 18 mois. Pas d'enfant. Réglée à 17 ans, toujours très régulièrement. A souvent des pertes blanches. N'a pas des fonctions digestives parfaites : aigreurs, douleurs épigastriques.

Vient à l'hôpital pour se faire opérer d'une tumeur du cou qui remonte à cinq ou six ans. Elle s'en était aperçue par hasard. C'était d'abord « une petite boule » qui s'était produite presque brusquement et qui se mit à grossir progressivement.

Il y a cinq mois, l'augmentation de volume devint nettement plus sensible, et c'est alors que se montrèrent différents troubles de compression qui l'inquiétèrent.

Elle éprouve une légère difficulté pour parler : sa voix devint un peu rauque, prit un timbre sourd, et il lui semblait qu'à chaque mot « elle s'embarrassait dans sa bouche »... Elle eut des envies fréquentes de vomir, et des vomissements bilieux s'accompagnant de vertiges et d'angoisse. Elle ressentit des bouffées de chaleur qui se manifestaient toujours sur un seul côté du visage : phénomènes de congestion laissant après eux une céphalée quelquefois très vive. Pas de dysphagie.

La tumeur présente tous les caractères d'un goître. Il est développé à droite et refoule vers le côté gauche le larynx et la trachée. Il est dur, ne présente aucun signe d'inflammation. Bien que dur, il est un peu dépressible.

29 octobre. — M. Delore pratique l'énucléation de la tumeur qui est du volume d'une petite orange. Elle possède une coque *assez épaisse*, a dans son intérieur une petite cavité pleine de liquide séro-sanguin, le reste étant constitué par des travées et des bourgeons durs de substance thyroïdienne qui constituent une coque épaisse.

Température : 38°.

30 octobre. — La malade va bien. 37°9. Nuit assez agitée. Elle ne souffre pas cependant. Légère dysphagie.

31 octobre. — Meilleure nuit.

7 novembre. — Part guérie.

OBSERVATION XI

(Service de M. Poncet)

J. Joséphine, 46 ans, ménagère.

Salle Ste-Anne, n° 4.

Goître kystique, deux noyaux.

Énucléation intra-glandulaire.

La malade entre à l'hôpital pour une tumeur de la région cervicale dont le volume augmente progressivement, surtout depuis 14 ans.

Antécédents héréditaires. Père mort rhumatisant. Mère bien portante. La malade ne possède dans la famille qu'un oncle porteur d'un goître et une sœur qui a une légère augmentation de la région cervicale. Pas de goître dans le pays et la région.

Antécédents personnels. Pas de maladies antérieures.

Réglée à 15 ans, actuellement encore toujours régulièrement.

Mariée, 7 enfants, bien portants, tous venus à terme, l'un
est mort accidentellement.

C'est à l'âge de 20 ans que la malade s'est aperçue que
son cou augmentait de volume à la partie inférieure. Pas
de symptômes graves du côté de la respiration et de la
déglutition. La malade employa divers remèdes, demeurés
sans effets. Il y a 14 ans, peu de temps après son dernier
accouchement, elle vit apparaître au-dessus et à droite de
la première tumeur un autre noyau dur qui n'a pas cessé
de s'accroître lentement : dès lors la malade eut des troubles divers intermittents : la déglutition était gênée par mo-
ments, la voix se voilait, la respiration était difficile.
Parfois elle souffre de la tête, a des vertiges, des bouffées
de chaleur à la figure, surtout à droite. Pas de palpitations
de cœur, pas de tremblements, quelques troubles de la
vision.

C'est devant la persistance de ces troubles fonctionnels
et devant l'accroissement lent mais continu de la tumeur
que la malade entre à l'hôpital.

L'inspection de la région cervicale, montre de suite une
déformation siégeant surtout dans la moitié droite du cou.

La palpation permet de reconnaître que la tumeur est
formée de deux masses principales, l'une inférieure dépas-
sant la ligne médiane, molle, dépressible, mobile dans les
mouvements de déglutition. Il semble qu'il existe une fluctuation dans toute cette masse. La portion supérieure est
située en haut et à droite de la première ; elle a le volume
d'une mandarine, elle siège à la hauteur du cartilage thyroïde, remonte un peu dans la région sus-hyoïdienne pour
se trouver presque de niveau avec le bord inférieur du corps
du maxillaire. Cette masse est plus dure que la précédente,
sa coque est tendue. On perçoit une fluctuation franche
indiquant un liquide sous pression à l'intérieur.

La tumeur bat, mais ces battements sont communiqués ;

pas de souffle; la trachée est déviée à gauche, surtout le cartilage thyroïde dont l'arête antérieure se trouve à un travers de doigt de la ligne médiane. Le sterno-mastoïdien est rejeté à droite, aplati; les battements de la carotide se sentent en arrière de lui. La jugulaire externe est normale; une branche allant rejoindre la jugulaire antérieure ou constituant la jugulaireantérieure elle-même très développée.

La face est un peu congestionnée; pas d'exophtalmie, pas d'inégalité pupillaire.

Pouls normal.

La malade a eu ses règles il y a 15 jours; la tumeur ne change pas de volume au moment des règles.

Opération. 25 novembre 1900 (M. Poncet).

Incision médiane inférieure, ponction au trocart; il s'échappe 150 grammes de liquide hématique. Enucléation intra-glandulaire.

Autre incision latérale et supérieure, enucléation d'un noyau assez volumineux, contenu séreux clair moins abondant que le premier.

La première énucléation s'est accompagnée d'une hémorragie assez abondante, deux pinces à demeure ont été laissées.

Drainage par une mèche laissée à l'intérieur.

28 novembre. — Ablation des pinces.

Guérison complète le 13 décembre 1900.

OBSERVATION XII

(Service du Professeur Poncet)

R..., Julie, 42 ans, rentière, née à Saint-Julien. Entrée le 6 janvier 1904, partie le 6 février.

Père mort à 81 ans. Mère âgée de 77 ans, bien portante. Un frère mort d'une méningite à 7 ans. Un autre frère vivant et bien portant. Pas de goitre dans la famille.

Réglée à 17 ans 1/2, mariée à 25 ans. 3 enfants dont un mort de bronchite. Nombreux goîtres dans la région.

L'affection actuelle remonte à 4 ans. La tumeur s'est développée primitivement aux dépens de la partie inférieure du lobe gauche du corps thyroïde sans infection préalable, sans cortège douloureux, sans gêne fonctionnelle.

L'accroissement chronique et lent a persisté pendant 3 ans.

L'année dernière, fin décembre 1902, la malade a la grippe. Elle tousse pendant plus d'un mois sous l'influence de l'infection, des efforts de toux, le goître augmente assez rapidement et bientôt détermine une gêne fonctionnelle assez légère qui la fait entrer à l'hôpital le 6 janvier.

A l'entrée, on constate sur la partie gauche du cou entre le sternum et la clavicule en bas, le maxillaire inférieur en haut, une tumeur qui empiète sur la ligne médiane et se perd à gauche sur le sterno-cleido-mastoïdien.

Unique, très lisse, sans bosselure ; elle est mobile latéralement et de haut en bas, mais elle suit les mouvements de la déglutition. Sa consistance ferme, charnue est très élastique, il n'y a aucun noyau dur ou diffluent. Elle est de consistance égale.

Pas de ganglions.

Pas de dilatation veineuse superficielle.

La tumeur détermine un peu de gêne de la respiration lorsque la malade est étendue sur le côté droit.

La déglutition est un peu gênée.

Pas de compression vasculaire ni nerveuse.

Bon état général, pas d'obésité, aucun signe de Basedowisme.

Goître kystique. La poche enlevée par énucléation, présente les dimensions d'une mandarine à peu près. Elle est formée par une membrane d'enveloppe peu épaisse, blanche avec des taches brunes sur sa surface extérieure.

Intérieurement, elle est tapissée par de fausses membranes plus ou moins épaisse, peu adhérentes, molles et brunâtres. La cavité n'est pas cloisonnée et forme une loge unique.

Elle était remplie par du sang noir fluide.

Intervention. M. Delore pratique l'énucléation intra-glandulaire. Pas d'hémorragie notable. Suture hémostatique profonde.

Drainage.

Les jours suivants, la malade a de la fièvre, sans éprouver de malaise général.

Sort le 6 février 1904, complètement guérie.

OBSERVATION XIII

(Service du professeur Poncet, salle Sainte-Anne, lit 3)

G. Octavie, 48 ans, sans profession, née à Petit-Noir (Jura), demeurant à Oullins, entrée le 21 septembre 1903.

Pas de goitreux ni de cancéreux dans sa famille. Célibataire, pas d'enfants. A toujours habité le Rhône; et il n'y avait pas de goitreux dans les localités où elle a séjourné.

Pas de maladies antérieures.

Depuis 18 ans, elle avait un petit goitre, qui est resté stationnaire pendant 16 ans. Depuis 2 ans, il grossit et depuis 15 jours surtout sa marche devient plus rapide.

Actuellement, on constate une tumeur thyroïdienne grosse comme le poing occupant les 2 lobes et la partie médiane de la glande. Incolore, de consistance ferme, sans fluctuation apparente, recouverte par des téguments normaux, mobile dans les mouvements de déglutition. Pas de ganglions. Carotides et larynx en situation normale.

Dyspnée surtout marquée depuis 2 ans. De temps en temps, la malade à la voix prise.

Pas de basedowisme.

Pas d'albumine.

Opération: énucléation. Poche à contenu nettement hématique. Mèche. Suites simples.

OBSERVATION XIV

(Service du professeur Poncet)

V. A... 27 ans, couturière, née en Italie, entrée le 11 janvier 1904, sortie le 31.

Mère morte à 60 ans d'une affection cardiaque.

Père vivant bien portant. Pas de goitre familial.

Réglée à 20 ans, régulièrement depuis.

La tumeur date de l'apparition des règles; la malade a vu croître peu à peu une petite masse médiane siégeant à la région thyroïdienne, indolore mais actuellement gênante.

Il y a vingt jours la tumeur commença à croître rapidement; elle devint plus tendue mais resta complètement indolente. Cependant à ce stade apparaissent quelques troubles généraux imprécis: perte de l'appétit, malaise vague, diminution des forces.

Il y a cinq jours la malade prend des frissons; la douleur apparaît au niveau du kyste thyroïdien sous forme de lancées assez vives. La tumeur augmente, se tend. La respiration devient gênée; la malade se décide à venir à l'hôpital.

A l'entrée, la malade porte un jabot globuleux de la taille d'une très grosse orange qui siège au niveau de la région thyroïdienne et s'étend aux parties latérales du cou.

La peau qui la recouvre, est tendue, chaude.

A la palpation la fluctuation est manifeste mais tout examen physique révèle de très vives douleurs.

Les téguments périphériques ne présentent aucune trace d'épanchement sanguin; pas d'ecchymose.

Pas de ganglion.

La malade est abattue, la langue est saburrale; pas d'appétit.

Pouls fréquent à 112°.

Température monte à 38° 4.

12 janvier. — Le matin, avant l'opération pendant que l'on fait la toilette de la malade, elle prend une syncope de courte durée et revient rapidement à elle.

Intervention (M. Delore), incision médiane au-dessus de la fourchette sternale on, ouvre le kyste dont les parois sont bleutées et contiennent un liquide hématique.

Observation XV

(Service de M. le professeur Poncet)

P... Maria, 45 ans, ménagère à Heyrieux (Isère).

Entrée le 4 février 1904. Sortie le 26 février 1904.

Personne dans sa famille directe n'a le goître ; dans les antécédents éloignés on trouve une tante qui a le goître, une grand'mère maternelle qui l'a eu.

Le goître de la malade date de sa jeunesse, il était gros comme un œuf, et est resté stationnaire longtemps, même pendant ses deux grossesses. Il est devenu dans ces dernières années un peu plus gros, du volume d'une orange. Il y a trois semaines la malade se sent fatiguée, elle éprouve des nausées, suivies de vomissements. Le jour même le goître a augmenté très rapidement. En deux jours il a atteint le volume qu'il a maintenant.

Cet accroissement s'est fait sans grandes souffrances, la malade aurait eu un peu de fièvre seulement.

Elle entre à l'hôpital pour être débarrassée de sa tumeur.

Actuellement on constate une tumeur énorme cervicale, un goître plus gros que la tête de la malade. Cette tumeur plus grosse à droite, est lisse, très élastique, elle forme un kyste énorme dont la fluctuation est évidente en tous les points.

A sa surface la peau est sillonnée de veines assez grosses;

elle n'est pas chaude, ne présente aucun signe d'inflammation.

La tumeur a refoulé le larynx du côté gauche, mais on ne constate aucun trouble profond ni de la respiration, ni de la déglutition.

Aucun phénomène de compression nerveuse.

Pas de Basedowisme. Température normale. Pas de translucidité.

Intervention 9 février 1904 (M. Delore). Incision paramédiane droite. Ponction de la poche thyroïdienne. Il s'écoule une assez grande quantité de liquide hématique ; il existe un vieux caillot qui paraît être dû à une hémorragie antérieure, à la dernière poussée. On fait l'énucléation totale de la poche ; cette énucléation est suivie d'un écoulement sanguin en nappe que l'on arrête facilement par une suture hémostatique.

On suture en ayant soin d'établir le drainage. Durée 25'.

Examen de la pièce: Le kyste thyroïdien contenait environ 300 grammes de liquide, la pièce a la forme d'une bourse volumineuse.

La paroi considérée à l'intérieur est relativement lisse, seulement parsemée par de petites et multiples néoformations qui ne font pas sur elle une saillie bien nette.

En dehors au contraire la paroi est nettement irrégulière. Elle s'épaissit en certains points ; là elle est comme appliquée sur une matière molle, colloïde s'effritant sous le doigt, hémorragie et qui doit être de la substance thyroïdienne. (Un morceau est prélevé pour l'examen microscopique.)

26 février 1904. — La malade part guérie.

OBSERVATION XVI

(Service de M. le professeur Poncet)

G. L..., garçon, âgé de 16 ans, cultivateur, né à Chabrillan (Drôme). Entré le 7 avril 1904.

Le malade vient à l'hôpital pour un goître.

Rien d'intéressant dans les antécédents héréditaires.

Sa mère morte aurait eu autrefois un goître.

Personnellement, très bonne santé habituelle.

Il est originaire d'un pays de goîtreux.

Son goître date de son enfance. Il raconte qu'il en est porteur depuis longtemps, mais que depuis trois ans seulement il est aussi gros qu'actuellement.

Actuellement, sujet jeune, ayant l'air peu développé.

Répond assez bien aux questions qu'on lui pose.

Il sait lire et écrire, il a une instruction primaire ordinaire.

Tumeur thyroïdienne grosse comme un poing, surtout développée à droite.

Tumeur indolore, lisse, rénitente, presque fluctuante si elle n'était aussi tendue.

Elle ne suit pas les mouvements du larynx et paraît engagée en partie du moins derrière le sternum.

Voix quelquefois bitonale, mais surtout il existe du cornage très net et une toux toujours bitonale.

Inégalité pupillaire ; la pupille gauche est plus large que la droite.

Pas de troubles circulatoires. Pas de veines sous-cutanées collatérales.

Le malade enfin a constamment la tête penchée ; il a de la peine à l'étendre complètement.

Auscultation : inspiration très prolongée et soufflante des deux côtés. Quelques sibilances en arrière. Pas de modification de la respiration unilatérale.

Organes splanchniques : Cœur, bruits bien frappés mais arythmiques.

Pas de modifications du squelette. Thorax seulement un peu aplati. Pas de manifestations rachitiques.

Urine : Pas d'albumine.

10 avril. — Énucléation intra-glandulaire (M. Delore). La respiration étant gênée, il faut inciser le kyste : aussitôt la cyanose disparait. Le noyau est formé d'une coque contenant des végétations; et dans la cavité il y a du liquide couleur chocolat. Mèche de gaz pour drainage.

25 avril 1904. — Sort guéri.

OBSERVATION XVII

(Service de M. le Professeur Poncet)

C. A..., femme de 22 ans, chapelière, née à Florence. Entrée le 29 juin 1904, sortie le 11 juillet 1904.

La malade vient pour un goitre développé dans le lobe droit.

Aucun goitreux dans sa famille. Elle est italienne, de Florence, et elle ne connaissait pas de goitreux dans cette ville. Il y a six ans, elle s'est aperçue de cette grosseur ; le médecin lui dit que c'était un ganglion et lui donna un traitement médical. Le goitre ne diminua pas de volume.

Pendant six ans elle ne souffrit pas. Elle vint en France il y a un mois environ. Il y a quinze jours, ce goitre augmenta de volume en cinq ou six jours et devint de la grosseur actuelle. Actuellement, il est du volume d'un poing, développé dans le lobe droit et et refoulant la trachée à gauche de la ligne médiane. Il est mobile avec les mouvements de déglutition. Par la palpation, on sent que la tumeur est arrondie, bien isolée du reste de la glande, rénitente.

Depuis l'accroissement assez rapide du goitre, depuis un mois, la trachée est comprimée et la malade présente un léger cornage ; pas de tirage. La tumeur semble en effet se prolonger dans le thorax derrière le sternum.

Pas d'autres signes de compression.

L'état général est excellent. Rien à signaler à l'examen somatique.

4 juillet. — Enucléation intraglandulaire du kyste. Gêne respiratoire disparut après redressement de la malade. Perte sanguine insignifiante. Le contenu du kyste est nettement hémorragique. L'intérieur de la cavité est tapissé par des végétations bourgeonnantes, mais dures, sans aucun caractère néoplasique.

Suture de la capsule pour faire l'hémostase. Drainage. Suture de la paroi.

8 juillet. — Suites opératoires normales. La malade présente un peu de dysphonie, mais pas de voix bitonale. Pansement. Plaie normale.

10 juillet. — On enlève le drain.

11 juillet. — La malade quitte le service. La plaie est en grande partie cicatrisée. Persistance d'une légère fistule. La malade vient au pansement.

Pour l'examen histologique, voir anatomie pathologique.

OBSERVATION XVIII

(Due à l'obligeance de M. le Professeur Bérard)

Goitre kystique ancien. Dégénérescence carcinomateuse d'un point de la paroi. Hémorragie intra-kystique. Accidents de suffocation et de compression douloureuse nécessitant l'intervention, malgré l'état général mauvais du malade, et malgré l'évidence de la nature cancéreuse de la tumeur. Enucléation du kyste. Cessation des accidents. Métastase squelettique. Mort deux mois après.

M. M,.., 55 ans, habitant Lyon, comptable, porteur d'un goitre depuis l'âge de 30 à 35 ans. Traitement par l'iodure à l'intérieur et en applications locales à différentes reprises pendant des périodes de un à six mois avec des alternatives d'augmentation et de rétrocession. Ce goitre est facilement toléré pendant vingt ans et exige seulement le port de chemises à cols rabattus.

En juin 1904, le malade commence à sentir de la gêne dans le cou et des tiraillements du côté de l'épaule gauche.

La voix devient rauque, l'oppression facile, tout effort à peu près impossible. La déglutition des solides, elle-même, est gênée. En même temps, le malade s'affaiblit, maigrit, pâlit, et au mois d'août perd tout sommeil, car dès qu'il est dans le décubitus, il est pris d'accès de suffocation de plus en plus rapides et de plus en plus graves.

De 20 août, l'examen local montre une tumeur du côté gauche de la glande thyroïde, du volume du poing, qui a refoulé la trachée et les cartilages du larynx jusqu'au-dessous de l'angle droit de la mâchoire, et les vaisseaux du côté gauche très en dehors, tout en laissant perceptibles encore à travers les téguments. Compression du récurrent gauche avec voix bitonale. Compression du grand sympathique ayant donné du myosis du côté gauche : le malade, d'ailleurs, remarque lui-même que depuis quelques mois sa myopie considérable s'est améliorée du côté de l'œil gauche et qu'il distingue avec cet œil beaucoup mieux qu'avant. Les plexus brachial et cervical gauches sont le siège de douleurs constantes avec exacerbations brusques dans le côté gauche du cou et de la tête, dans l'épaule et dans le bras gauche, au point de gêner la plupart des mouvements du membre supérieur qui est aussi le siège de fourmillements.

Pouls rapide atteignant 100 à 115. Dyspnée intense, cornage dans la respiration. Le malade, après avoir gravi un étage est obligé de se reposer quelques minutes avant de se dévêtir pour l'examen. La tumeur ne se déplace que difficilement dans les mouvements de la trachée. Ses contours se perdent peu à peu dans les tissus voisins et l'on sent le long du paquet vasculo-nerveux du côté gauche et dans le creux sus-claviculaire de ce côté une induration sans noyaux ganglionnaires distincts.

Le teint est cireux, l'abattement extrême, les forces nulles.

Pour toutes ces raisons, le diagnostic de cancer thyroïdien semble indiscutable et l'intervention paraît offrir si si peu de chances de guérison qu'on hésite à la proposer au malade. Mais celui-ci, à qui un chirurgien a déjà proposé un traitement à la quinine et à la liqueur de Fowler, insiste sur la gravité des symptômes et en particulier sur les menaces de suffocation qui se renouvellent de plus en plus fréquentes depuis huit jours.

Le 28 août, après un second examen, et devant l'imminence de l'asphyxie, une intervention palliative est décidée: elle est pratiquée le 2 septembre avec l'assistance du docteur Vignard.

Anesthésie prudente au mélange de Billroth. Le malade est maintenu presque assis, la tête haute. L'incision, oblique, est pratiquée en avant du sterno-mastoïdien gauche, à travers un muscle pâle, étiré; on arrive sur la tumeur plus facilement qu'on aurait pu le craindre et sans rencontrer de trop gros vaisseaux.

D'un lobe gauche induré, émerge un noyau du volume d'une orange, assez circonscrit pour qu'on en tente l'énucléation. A la grande surprise des opérateurs, le plan de clivage de ce noyau se trouve assez facilement et il est énucléé sans incident, bien que le pôle inférieur plonge jusqu'au-dessous de l'articulation sterno-claviculaire gauche. Immédiatement après, le cornage cesse et la respiration devient plus ample, l'hémorragie de la cavité résiduelle est minime; on ne met que deux sutures en capiton, le reste est tamponné à la gaze blanche, suture du reste de la plaie; pansement.

Le malade dès son réveil se déclare très soulagé. Sa respiration est tranquille. La coupe de la masse extirpée montre qu'il s'agit d'un ancien kyste à parois stratifiées comme une paroi d'hématocèle. Les couches les plus intérieures sont constituées par des lames fibreuses qui se confondent peu à peu avec les caillots demi-solides remplissant la cavité. Sur aucun point on ne trouve de dégénérescence épithéliale nette, excepté au voisinage du pôle inférieur qui est pris pour être soumis à l'examen histologique.

Si l'histoire clinique du malade n'avait pas été aussi nette, on conclucrait alors à une simple hématocèle thyroïdienne, en effet, le 5 septembre on enlève la mèche intérieure du petit mickülitz laissé dans la loge du kyste. L'enveloppe de gaze est retirée elle-même sans incident le 7 septembre. Pas de température. La déglutition est redevenue plus facile, après 3 ou 4 jours. La dyspnée a cessé, mais l'état général ne se relève pas parallèlement. Les douleurs qui ont disparu dans le côté gauche de la tête et dans le dos persistent au niveau de l'épaule gauche avec des recrudescences plus aiguës sans causes appréciables. Tous les mouvements de l'épaule restent douloureux. La cicatrisation de la plaie se fait normalement, avec un peu d'écoulement séro-hématique, le pouls est redescendu à 90 et même 80.

Le 12 septembre, devant la recrudescence des symptômes douloureux dans l'épaule, un examen plus approfondi montre au-dessus de l'épine de l'omoplate une zone fluctuante profondément; la pression à ce niveau est très douloureuse, la peau est rouge et bien que la température du malade ne se soit pas élevée depuis l'intervention au-dessus de 38°, on se demande si quelque collection hématique ou suppurée n'a pas fusé hors de la loge thyroïde.

Une incision faite le 14 septembre sous anesthésie au niveau de cette fluctuation qui s'est rapprochée des téguments, fait écouler des caillots de sang noirâtre, et le doigt introduit à travers les fibres du trapèze arrive sur un foyer métastatique développé dans l'épine de l'omoplate, au milieu duquel un fragment osseux de un centimètre de côté environ est déjà séparé de l'acromion au sein des caillots. La loge métastatique est nettoyée à la curette et le noyau enlevé. Cette plaie tamponnée pendant 2 jours se referme ensuite rapidement.

Le malade rentre chez lui où il est revu le 20 septembre. A ce moment, bien qu'on ne trouve pas de fluctuation nette dans la zone scapulaire gauche, il persiste à ce niveau une douleur profonde et de la gêne fonctionnelle.

La cicatrice opératoire du kyste thyroïdien, au lieu de se fermer complètement, laisse émerger de la profondeur des bourgeons mollasses saignant facilement. Le malade est plus pâle et il se déclare de plus en plus affaibli.

Le 11 octobre la récidive commence dans la cicatrice antérieure du cou, elle a le volume d'une noix et donne un suintement hémorragique et mucoïde abondant. On trouve profondément une induration diffuse; la gêne de la déglutition s'est reproduite; le malade accuse à nouveau de la dyspnée nocturne; le moignon de l'épaule droite est devenu plus volumineux; la douleur a reparu vers le côté gauche de la tête et vers le bras gauche. En même temps le malade accuse des élancements dans le talon gauche; la région calcanéenne apparaît plus large à la palpation que celle du côté droit, la pression est douloureuse comme si un noyau métastatique s'y était développé.

Le 20 octobre, dysphagie et dyspnée extrêmes, à peine calmées par des injections de morphine, et on constate en outre une voussure douloureuse et rénittente, au niveau de la sixième côte gauche au-dessous du mamelon, c'est probablement encore une autre métastase squelettique.

Pas de signe d'épanchement pleural.

Pas de crachats hémoptoïques.

Le 24 octobre le malade succombe à l'asphyxie progressive.

Depuis l'opération, il avait été soumis sans modification apparente à la quinine et à la liqueur de Fowler.

OBSERVATION XIX
(Due à l'obligeance de M. le professeur Bérard)

Garçon de 22 ans, cultivateur, porteur d'un goître du lobe droit depuis l'âge de 17 ans, il avait vu depuis 3 mois augmenter assez rapidement et par poussées successives assez nette cette grosseur.

Pendant l'hiver il avait eu une grippe pas très prononcée sans qu'il ait pu établir de relation entre cette légère maladie et les modifications survenues du côté de son goître. Il entrait dans le service parceque depuis dix à quinze jours, il était plus spécialement gêné pour déglutir: il éprouvait une sensation de tension dans le cou et avait au moment d'efforts ou brusquement pendant la nuit des crises de suffocation de plus en plus pénibles. Voix goîtreuse non bitonale.

A l'inspection. Tumeur du lobe droit du corps thyroïde reconnaissable par sa solidarité avec la trachée. Recouverte d'une peau un peu rouge. Grosse comme une mandarine environ. De ce côté les veines du cou sont un peu plus saillantes, sans circulation sous-cutanée complémentaire. A la palpation cette tumeur donne une sensation de fluctuation pâteuse presque, de rénitence. On ne peut pas l'isoler facilement à travers la peau, des organes voisins auxquels elle était légèrement adhérente. A la suite de cette palpation on constate que la peau de la région conserve un peu l'impression des doigts comme s'il y avait un léger œdème. Pas de compression du récurrent, pas de signes de compression du sympathique correspondant. Pas de Basedowisme.

Trois jours après l'entrée du malade on intervient. Incision le long du conduit du sterno-mastoïdien. On ouvre sur l'aponévrose de ce muscle dont le feuillet profond a une apparence un peu inflammatoire. Cette aponévrose libérée

à la sonde cannelée on arrive sur des adhérences cel-
luleuses assez résistantes qui ne permettent pas d'attirer
complètement au dehors le lobe droit de la thyroïde nettement hypertrophié. Ponction au trocart fait sortir environ
un verre à bordeaux d'un liquide chocolat renfermant des
cristaux d'hématoïdine et dans lequel nagent des flocons
fibrineux. Ce liquide est brun clair comme s'il s'agissait
de sang épanché depuis un certain temps et en voie de
transformation par la suppuration.

Après l'évacuation de la poche une hémorragie en nappe
peu considérable se produit dans cette poche dont
l'énucléation est pourtant possible quoique assez laborieuse.
La loge qui reste après l'ablation de la tumeur donne elle-
même un léger suintement sanguin arrêté par quelques
points de suture en capiton. Un tamponnement à la gaze
blanche est laissé dans la cavité, assurant le drainage.
Suture des téguments sur tout le reste de la plaie.

Au bout de quinze jours le malade part guéri.

CONCLUSIONS

I. — L'hématocèle thyroïdienne, longtemps méconnue mérite de fixer l'attention par sa fréquence, ses lésions, sa pathogénie, son tableau clinique, son évolution et son traitement.

II. — Le contenu est un liquide hématique tenant en suspension des cristaux de cholestérine. La membrane d'enveloppe plus ou moins épaisse suivant son âge se compose de deux feuillets, l'un externe, fibreux, l'autre, interne, hémato-folliculaire.

III. — L'étiologie et la pathogénie de l'hématocèle thyroïdienne ont été expliquées de différentes façons. Nous croyons que l'épanchement sanguin peut se produire à la suite de traumatismes, de congestions, et souvent aussi spontanément.

IV. — La symptomatologie comporte l'association nette des symptômes d'un kyste thyroïdien avec des signes spéciaux : marche progressive par poussées successives, troubles fonctionnels débutant plus ou moins brusquement.

V. — Le traitement consiste dans l'extirpation radicale de la tumeur. C'est le plus souvent l'énucléation intra-glandulaire, ou dans des cas assez rares, l'énucléation massive.

BIBLIOGRAPHIE

ALTHAUS. — *British medical Journal*, nov. 1876.

L. BÉRARD. — Traitement chirurgical du goitre. *Thèse, Lyon*, 1896.

BERGER et OXIMUS. — Un cas de goitre hématique traité par l'électrolyse. *Société de Chirurgie*. Avril 1881.

BOÉCHAT. — *Thèse Paris*, 1873.

BOUCHACOURT. — Du goitre kystique et de son traitement par l'injection iodée. 1844.

BOUCHET. — *Gazette hebdomadaire*, 1857, p. 19.

BOURSIER. — *Thèse d'Agrégation*, 1880.

DE CLOT. — De l'énucléation massive des goitres. *Thèse Lyon*, 1901.

CHRÉTIEN. — Traitement chirurgical du goitre. *Thèse Paris*, 1888.

COGHUR. — Observation de kyste hémorragique du corps thyroïde. *Gazette médicale*, 1862.

CRUVEILHIER. — Anatomie pathologique générale.

DESGRANGES. — Goitre hématique. *Moniteur des Hôpitaux de Paris*, 1855, t. III, p. 289-293.

DOLBEAU. — Mémoire sur les grenouillettes sanguines. *Union médicale*, 1857,

Estor et Cadillac. — Kyste hémorragique survenu pendant la grossesse. *Montpellier médical*, 1892.

Fleury (de Clermont). — Traitement des kystes thyroïdiens. *Gazette médicale de Paris*, 1856.

Fleury (de Clermont). — *Union médicale*, 1859.

Gallois. — Mémoire sur le goitre kystique, 1848.

Gosselin. — *Clinique de la Charité*, t. III, p. 193.

F. Hertle. — Uber Stumpfe Verletzungen von Strumen. *Zeitschrifft für Heilkunde*, 1902.

Hoppe-Seyler. — *Archives de Virchow*, t. XXVII.

Lapanra. — Goitre et grossesse. *Thèse Paris*, 1900.

Laboulbène. — *Thèse Paris*, 1854.

Low. — Goitre and hœmorragic tendencey. *Brit. M.-J.*, London, 1878.

Lucke. — Mémoire sur les kystes du corps thyroïde. *Arch. de Pathologie de Billroth*, 1869.

Maschka. — Plotzlichen Tod. Erstickung bedingte durch Hœmorragien in einer Struma. *Leipsig*, 1877.

Mauxoir. — Mémoire sur l'hydrocèle du cou, *Genève*, 1825.

Mermet. — Goitre hémato-folliculaire. *Bulletin de la Société Anatomique de Paris*, 1896.

Michaux de Louvain. — Hématocèle du cou. *Bulletin à l'Académie de médecine de Bruxelles*, t. XI, n° 7-8.

Michaux. — *Gazette des Hôpitaux*, 1853, n°° 33, 35, 37.

Monod. — *Gazette des Hôpitaux*, 1874, n° 22.

Mollière. — *Lyon médical*, 1879.

Morétin. — *Thèse Paris*, 1854.

Nélaton. — *Pathologie chirurgicale*, t. II.

Peut. — Kystes hématiques de la thyroïde. *Thèse Paris*, 1884.

De Prelles. — L'énucléation intra-glandulaire des goitres, strumectomie. *Thèse Lyon*, 1892.

A. Poncet. — De l'énucléation massive. *Académie de médecine*, octobre 1896.

Poncet. — De l'énucléation massive. *Congrès de chirurgie*, 1898.

Rivière. — La glande thyroïde et les goitres. *Thèse Lyon*, 1893.

Rivière. — Traitement chirurgical des goitres. *Gazette des Hôpitaux*, 1896.

Schuh. — *Gazette hebdomadaire*, 1858.

Thévenot. — Diagnostic et traitement des kystes du corps thyroïde. *Union médicale*, nov. 1879.

Virchow. — Pathologie des tumeurs, t. III, 1867.

Wölfler. — Berlin, 1871.

www.ingramcontent.com/pod-product-compliance
Ingram Content Group UK Ltd.
Pitfield, Milton Keynes, MK11 3LW, UK
UKHW020940140726
13695UKWH00003B/1109